低栄養を解決する長生き食べ方

100年栄養

医学博士
大妻女子大学教授
管理栄養士
川口美喜子

サンマーク出版

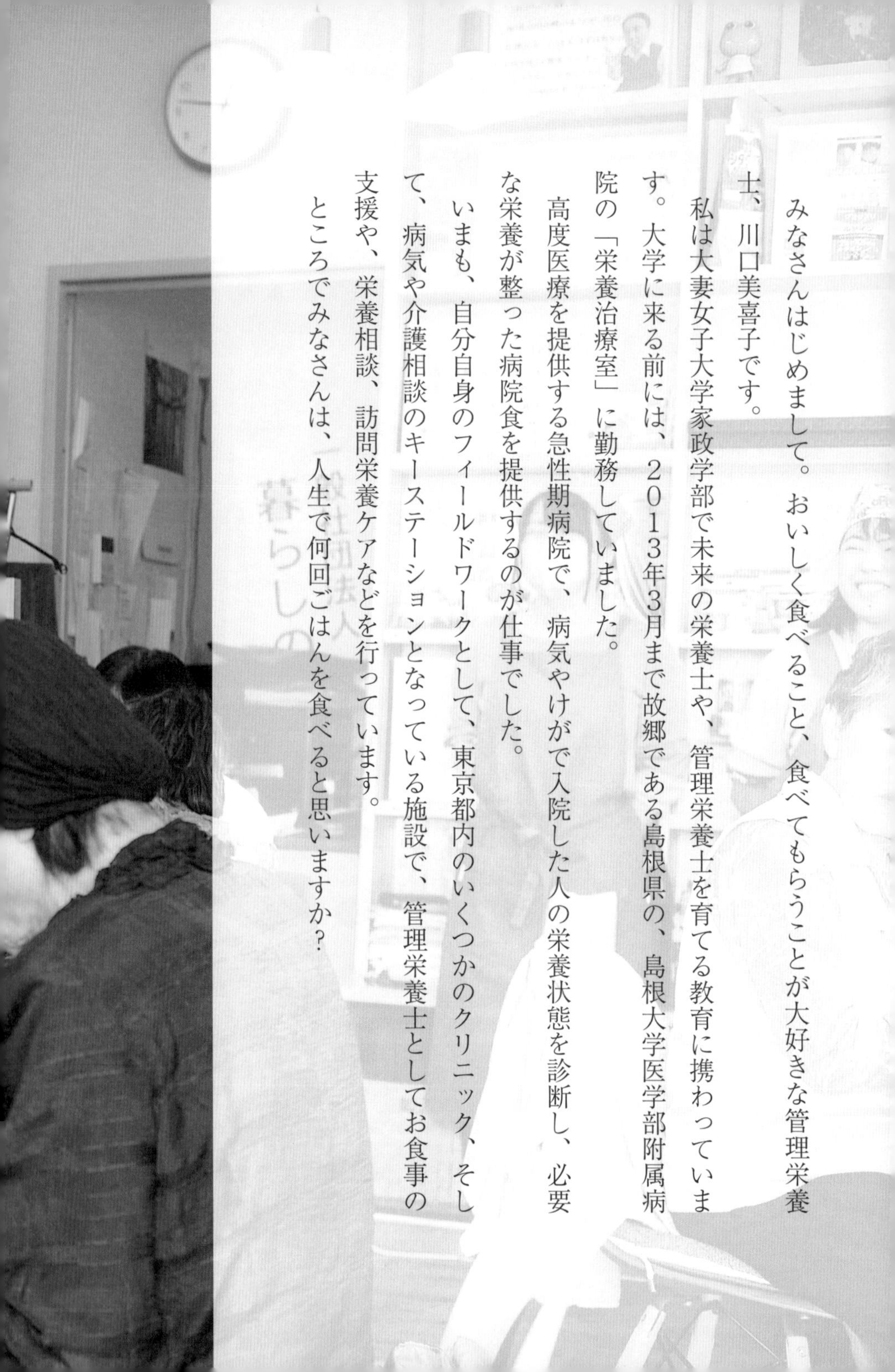

みなさんはじめまして。おいしく食べること、食べてもらうことが大好きな管理栄養士、川口美喜子です。

私は大妻女子大学家政学部で未来の栄養士や、管理栄養士を育てる教育に携わっています。大学に来る前には、2013年3月まで故郷である島根県の、島根大学医学部附属病院の「栄養治療室」に勤務していました。

高度医療を提供する急性期病院で、病気やけがで入院した人の栄養状態を診断し、必要な栄養が整った病院食を提供するのが仕事でした。

いまも、自分自身のフィールドワークとして、東京都内のいくつかのクリニック、そして、病気や介護相談のキーステーションとなっている施設で、管理栄養士としてお食事の支援や、栄養相談、訪問栄養ケアなどを行っています。

ところでみなさんは、人生で何回ごはんを食べると思いますか?

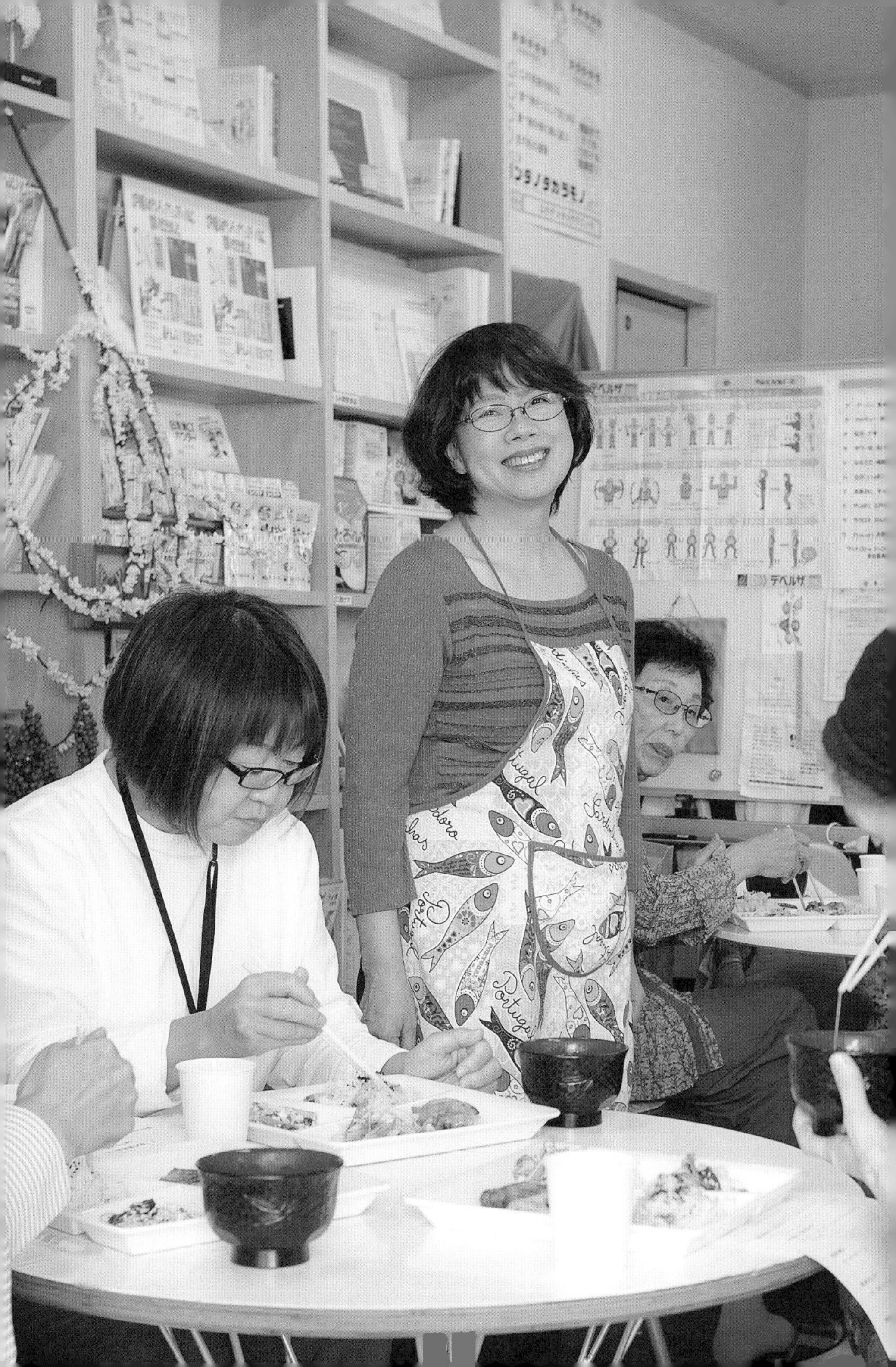
デベルザ
デベルザ
Portugal

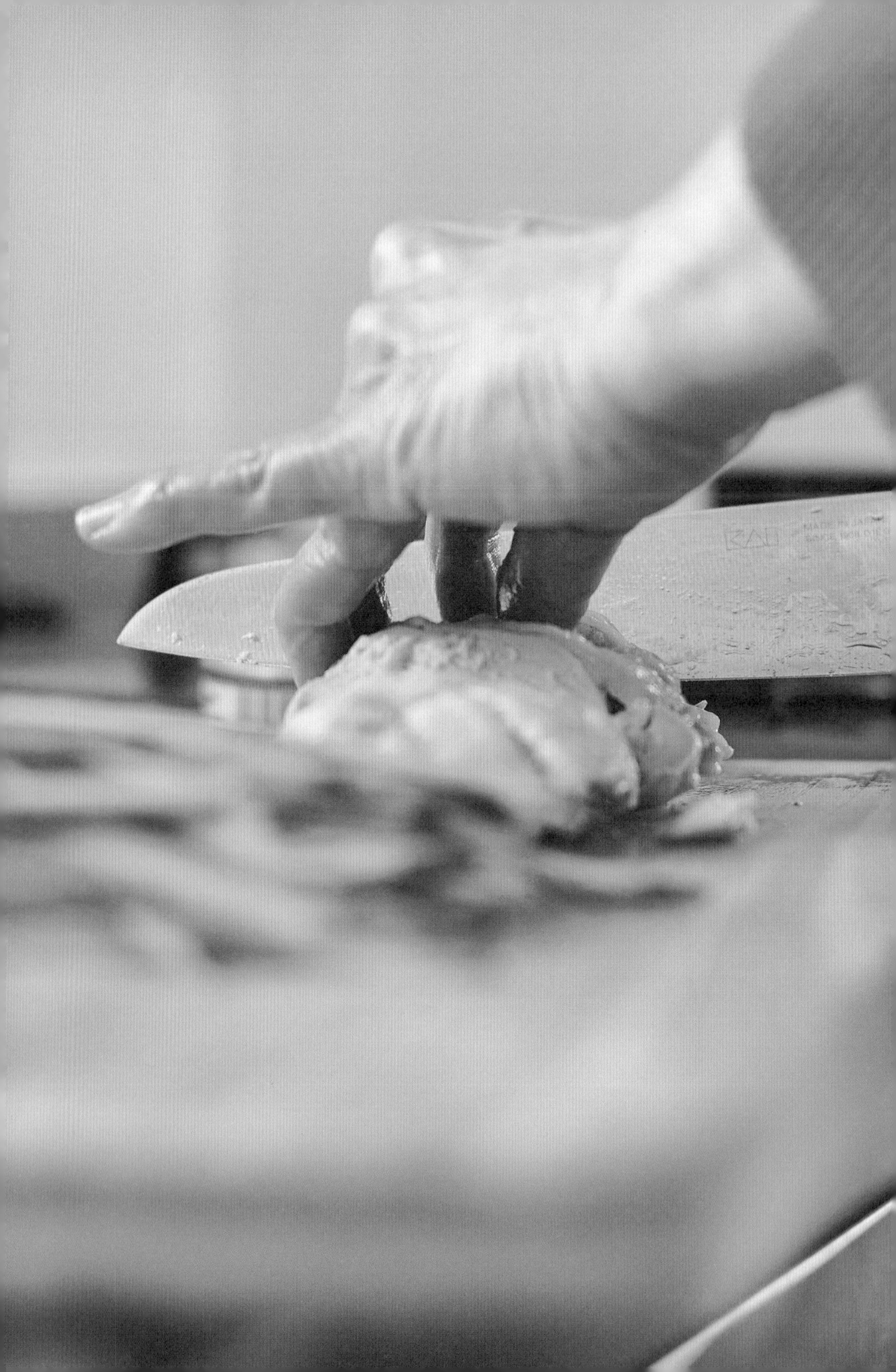

人生が50年、80年時代だったころと比べて、いまや100年時代ですから、1人の人が生涯に「食べる」回数は格段に増えることとなりました。20年分とは数にして2万1900回分。大きな差ですね。

しかも多くの人は、何をどのように食べたら健康になれるか、体内で栄養はどんなふうに使われるのか、くわしく教わる機会がほとんどないまま、自由に食べ続けます。

そして、やがてみな平等に「老い」を迎えます。すると、食べて代謝する機能は衰えるので、何を食べて十分な栄養をとるかは、若いとき以上に重要になります。それは人生の後半の質を左右すると言っても、言いすぎではないかもしれません。

何をどう食べるかで、体は変わります。体調が変わると、脳や、心も変わります。

よりよく生きるために、体のために、「選べる」のが栄養です。ほとんどの人は無理やり誰かに「食べさせられる」ことはありませんから、食べるという行為は本来、自発的で、自律的なもの。自分で「選べる」ことなのです。

「健康で長生き」を選ぶのは自分。何をどう食べるか、という選択肢を、私たちは常に「選んでいる」わけです。すこやかに天寿をまっとうするためのヒントを、本書ではたくさんご紹介しましょう。

最初は、いま特別な病気などではないけれど、この健康を守っていくためにどのように栄養をとったらよりよいか？　そんなことを知りたいと思っている人に役立つことを紹介します。同時に、現代社会では「食べる」ことにどのような問題が起きていて、どうしたら早めに気づいたり、それを予防したりできるか。ご自分の食生活をチェックしていただけるように、解説します。

そして最後に、「食べる」ことに問題が生じる病気などのとき、どのようにすると「食べる」を回復させることができるかもお伝えします。

がんなど、さまざまな病気の治療法が進化して、病気とともに生きる期間、病気を治して日常生活に復帰し、再発予防に取り組む期間が長くなりました。寿命が延びた、とはそういうことでもありますね。

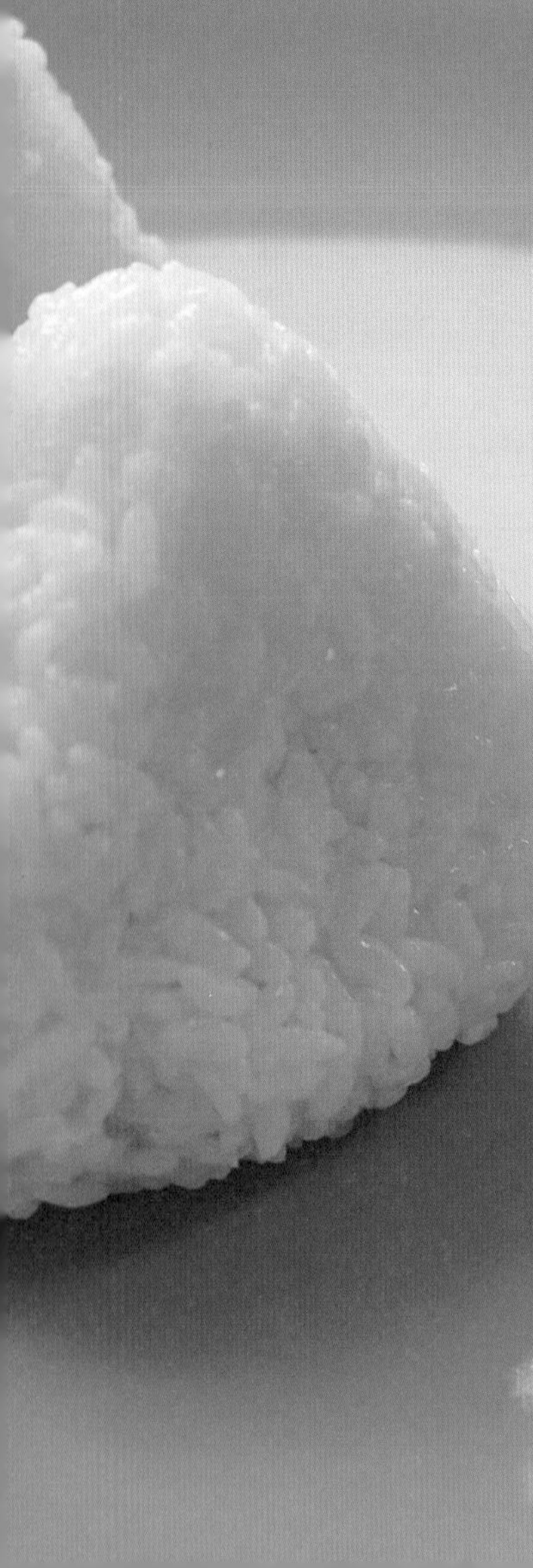

中高年以降、誰もが、なんらかの持病とうまく付き合いながら、日々を過ごしていくことになります。病気とともに生きる間、「栄養管理」は治療の一環としてもとても大切なことです。食べられなくなる理由や、予防法などを、患者さん自身や、ご家族が知っていれば、その悩みを軽くすることができますし、「治療とその経過（予後）」にも好影響を与えます。

医学教育の中でも「栄養」が重視されるようになってきたのは最近のこと。医療者にも十分な知識や経験がない場合もありますから、健康状態に不安がないときの栄養も、病気のときの栄養も、どちらも要点を知っておくことは大切です。

それでは、前置きはこの辺で終わりにして、まずはすこやかなみなさんが、よりすこやかになるための栄養、食べ方のお話に進みましょう。

100年栄養　目次

第4章　「長生き食」を支える習慣術

第5章 病気になったとき、どう食べていく？

装丁　萩原弦一郎（256）
本文デザイン　米川リョク
写真　吉濱篤志
スタイリング　堀金里沙
撮影協力　暮らしの保健室 かなで
構成　下平貴子
イラスト　松山朋未
本文DTP　髙本和希（天龍社）
74～80p 写真素材　Shutterstock
編集協力　くすのき舎
編集　橋口英恵（サンマーク出版）

第1章

中高年の食事の現場で起こっていること

「食べる」ことは、とっても体力を使う営み

長生きの素質は「より好みせず、しっかり食べられる」こと

私は仕事柄、たくさんの人の食生活をくわしく知る機会に恵まれています。

管理栄養士として関わるのは、病気やけがで治療中の人、比較的、お元気な高齢の人、ちょっと健康問題のきざしが見えてきた中高年以上の人が多いですが、それだけではありません。

これまで「スポーツ栄養」や「妊娠・出産を望むカップルの栄養」などもテーマにして活動してきたので、老若男女の日々のごはんについて、知るチャンスがありました。

その経験から、栄養について「昔の人はうまいことを言ったものだなぁ」と感心する格言が**「健啖家は長生き」**という言葉です。

健啖家とは単に「大食らい」の意味ではなく、より好みをせず、なんでも舌つづみを打って食事を楽しみ、しっかり食べることができる人のこと。私が出会ってきた、健康で

ご長寿な人の「素質」にぴったりです。短い入院期間で治療を卒業していく人、持病の生活習慣病のコントロールがうまくできる人、ケガを予防し、故障中でも目標に向け練習を積めるアスリート、赤ちゃんを授かったカップルなどにも、当てはまる点があります。

やはり、あれはいや、これは苦手と制限が多いと、そもそも食事を楽しめなくなるのでしょう。おいしく食べられる機会が少なく、どちらかと言えば食べることが負担になっていて食も進みません。サプリメントなどで栄養素を補っても、口から食べ、消化管を使う栄養の営みとは違い、気をつけていても、栄養素の偏りが生じやすいものなのです。

私たちの体や心は、食べたものの栄養をエネルギーにして〝活動〟するので、食事の偏りは活動とその結果に直に反映されます。

健啖家は栄養の偏りが起こりにくい。そのため元気に活動し、それぞれの目標や長寿をかなえる近道を歩める、そんなふうにご理解ください。

そもそも、「食べる」ということは体力を要する営みです。とくに高齢になってからも「きちんと食べられる」というのは元気な証拠と言えると感じています。

食欲がきちんとあってこそ、「食べる」ことについて考えられ、買い物や調理、外食をする行動力があり、食べたいものを食べて、消化吸収でき、排泄にも問題がない。そうでなければ、健啖家ではいられません。

出前を頼むとしても、判断力と行動力、経済力、人と関わる意欲、コミュニケーション能力など、実にたくさんのパワーが必要です。

80代、90代の方から「孫が遊びに来るから、上等なステーキを食べに連れていく」「土用だからいつもの店からうな重をとる」などと聞くと、私はうれしく、うきうき、食欲がわいてきてしまう。ずっとそのように、しっかり食べてこられたのがわかって、尊敬の気持ちでいっぱいになります。

健啖家は、一朝一夕にして成らず。すこやかな食習慣の賜物なのです。

せっせと食べる「タンパク質」が〝おばけタンパク〟になっている⁉

ところが最近、健康を守ろうと思ってしている食生活が「偏食」に傾き、栄養が偏ってしまう状態をまねいている中高年が増えています。

とりわけ目立つのは「タンパク質のとりすぎ」と「糖質の控えすぎ」の重なり。

この困った現象は、次のような情報がマスコミなどからたくさん発信されることで、みなさんの記憶に刻まれていることが原因のようです。

- **中高年になっても筋肉を維持するために「タンパク質」をとらなければいけない。**
- **糖質をとりすぎている人が多く、肥満の原因になっている。**
- **糖質のとりすぎで起こる「糖化」「炎症」は多くの病気の原因になっているので、糖質を控えたほうがいい。**

確かに、それぞれの理屈は間違いではありません。こうした情報が盛んに報道される背景（それは追い追い、ご紹介します）にも、理解できる面はあります。

しかし、これらの理屈だけに着目し、タンパク質ばかり食べすぎ、糖質を控えすぎてしまう人が増え、偏食になって、体調に影響が出ています。

そのような食べ方では結果として、期待した「筋肉アップ」や「健康」にはつながらないことがあるとは知られないまま、「タンパク質増」「糖質オフ」だけが知れ渡っているのです。

先日、初老の女性が話しかけてくれました。

「朝や昼にはたまごを食べて、納豆や小魚を食べて、もうそれでお腹いっぱい。夜は刺身と豆腐を食べたら、主食のごはんは食べられない。でも、年をとったらタンパク質が大事で、ごはんは食べなくてもいいんですよね。筋肉を減らさないように、がんばっています」と。

そこで私は念のため、「あなたは、その食事がおいしいですか？」とうかがってみました。すると、「本当はごはんと一緒にお魚を食べるほうがおいしい。でも我慢しています。タンパク質を食べたら、食べられないから」というお返事でした。

聞けばご主人にもタンパク質優先で食事を出しているそうで、長年、「低脂肪の食事」も心がけてきたそう。おかげで夫婦そろって痩せ型で、メタボとは無縁でした。しかし、さらに体重が落ちてきたので、ちょっと心配になってきたとのことでした。

これは一大事！　**なぜならその体重低下は、彼女やご主人が危惧する筋肉の減少や、フレイル（加齢による虚弱）の始まりのサインかもしれないからです。**

食生活を見直してもらうために、私は「お魚（タンパク質＝タンパク源）」と「ごはん（炭水化物〈糖質〉＝エネルギー源）」の栄養について説明をしました。タンパク質と炭水化物は、どちらも脂質・ビタミン・ミネラルとともに体にとって必要な5大栄養素に含まれます。

彼女に「真っ先に伝えなければ！」と思ったことは、**ごはんを食べないで、エネルギー源が不足した状態が続くと、せっかく食べたタンパク質が、本来のタンパク質のはたらきをしない、言わば「おばけタンパク」になってしまうこと。**

体はなにより「エネルギー源の確保」を優先しますから、糖質のエネルギーが足りないと、まず脂質がエネルギー源として利用され、さらに足りなければ、タンパク質がエネルギー源として利用されるしくみがあるのです。

彼女ら夫婦の食生活の傾向と体型、体重変動、生活習慣などを聞いた結果、私は「タンパク質がエネルギーとして利用されてしまっている可能性が高い」と感じたのでした。

「ごはんを食べたかったです」思わず涙ぐんだ夫人

「おばけ」と言うのは、筋肉などさまざまな体の構成成分となるタンパク質が、そうはならずにエネルギー源として使われてしまうことを、理解しやすいようにこうお伝えしています。

体の構成成分になるべきタンパク質がエネルギー源として使われてしまうと、体の骨格や筋肉にも影響してしまいます。

先の彼女は、**体の構成成分になるタンパク質を多くとるのが目的だったはずなのに、糖質が足りていないがゆえに、タンパク質が用をなしていなかった**のです。

これは、彼女だけの話ではありません。いま、多くの人が、筋肉を維持するため、免疫力を高めるために、「タンパク質を食べなければ！」と思い、せっせと食べています。

しかしその結果、食生活が偏ると、タンパク質は思うような栄養になりません。とくに痩せ型の人の場合、タンパク質を削ってエネルギー生産することになります。

高齢期に入り、全体的に食べる量が減ったり、消化や吸収する能力が低下していたりする場合にも、偏食が思いもよらぬ悪影響を及ぼすことは多いです。

「ね、だからごはんを食べよう！　タンパク質はたまごでも、豆腐でも、お刺身でも、1品でいいから、ごはんを食べよう。〇〇さん夫妻なら、低脂肪にこだわることはないし、極端に脂質を増やす必要もない。とにかく、ごはんやパンを普通に食べて、毎日の食事がもっとおいしくなるように変えてみましょう」

私がそう説明すると、彼女は日に涙を浮かべて「ごはんとお刺身、一緒に食べたらおいしいですよね。ごはんを食べたかったです」と言い、うれしそうに微笑みました。

食生活を改めれば、おおむね3カ月でコンディションは変わっていきます。

ある介護施設で提供されていた食事でも同じ問題が！

実は、医療や介護の現場でも、同様の問題が起きていることがあります。

あるとき、大学で学生とともに、施設のひと月分の食事内容と栄養についてチェックする機会がありました。

おかず（主菜と副菜）は同じ献立で、主食は、それぞれ患者さんの噛む力、飲み込む力に合わせ、食べやすい状態に調整したものでした。

「普通に炊いたごはんの通常の1人前の120g」「普通に炊いたごはんの少なめ60g」「ごはんをおかゆにしたペースト状にしたごはん60g」、「完全なゼリー状のごはん60g」の4パターン。

この食事は、一見、十分な食事に見えますが、栄養価を調べてみると、これらの4パターンの食事は、タンパク質や脂質に大きな差はなかったものの、普通に炊いた一人前120gのごはん以外は、炭水化物だけが極端に少ないことがわかりました。ごはんをおかゆにすると、カロリーが減ってしまいますが、食べやすさを優先して水分を多めにした食形態では、1食の炭水化物、つまり「糖質」が足りていない状態になってしまっていたのです。

施設の職員たちは、「おやつにタンパク質を足しましょうか？」と言いましたが、足りなかったのは、タンパク質ではなくて、炭水化物だったのです。

脂質やタンパク質は十分。しかし、炭水化物（糖質）が足りていないと、タンパク質や脂質がエネルギーに回され、結果としてタンパク質が不足してしまいます。

医療や介護の専門職も「高齢者のタンパク質不足」にばかりに目が向いていることがあります。**栄養を補うなら、タンパク質ではなく炭水化物を補うのが早道。**つまり、おやつ（補食）はおせんべいや、冷凍のホットケーキと牛乳、バナナにヨーグルトを添えたものなどがいいのです。

前項の夫人は、「行政から配布されるパンフレットにも、タンパク質、タンパク質と書いてあったから」と言っていました。だから「がんばってタンパク質を食べている」と。行政の保健担当者は「食べすぎ」をまねくつもりはないでしょうが、誤解のモトになってしまっているのです。

長生きさんは本当に「お肉を」食べているのか？

ご長寿だった先輩が食べていたのはステーキだけではなかった

「健啖家は長生き」と聞くと私にはある方のお顔が浮かびます。

２０１7年に１０５歳で逝去された医師の日野原重明先生のお顔です。生涯現役で医師として働き、作家として多数の著書を残されたので、ご存知の人も多いでしょう。

生前の日野原先生というと「90歳を超えてもよくステーキを召し上がっている」「１００歳を超えても食生活がほとんど変わらない」といったエピソードが繰り返し報道されていました。

年齢を重ねても〝お肉〟を食べるのが健康にいいというイメージが広まったのは、日野原先生の影響だったかもしれません。そんな報道でご存知の人も多いかもしれませんね。

しかし、日野原先生はおそらく、ステーキだけ食べていたのではありません。ごはんやパンは召し上がっても「当たり前」だから報道されなかっただけです。

日野原先生は58歳のとき、よど号ハイジャック事件の人質となりましたが、無事に生還し、その後は「一度死に、さらにいのちを与えられた」とお考えになって、常に天与の役割を意識して、大事に生きておられました。

「生活習慣病」という概念をつくり、広めたのも日野原先生でした。それだけに人一倍、体を気遣っておられたので、お肉以外もしっかり召し上がり、栄養を保っていてこそのご長寿だったのです。

私たちが先人に学ぶなら、「年齢を重ねても〝お肉〟を食べる」ではなく、**「年齢を重ねてもより好みなく、しっかり食べる」**が正解です。

しっかり食べられる自分になろう

では、生涯にわたり「より好みなく、しっかり食べる」とは日々、どんなふうに食べていくことなのか？

ここで「まんべんなく」「カラフルに」「バランスよく」などと書いたら、2度も3度も読み返してもらえなくなってしまいそうなので、なるべく具体的に第2、第3章でお伝えしようと試みます。

ただし、栄養というのは「今日から新たにとる」ものではありません。現在のあなた自身を構成しているのも、これまで積み重ねた栄養ですし、現在の体の中の栄養状態はみなさんひとりひとり違います。ご家族で、この3カ月間まったく同じものを食べていたとしても、体格や体質、代謝機能、生活時間、精神状態、持病などが違いますから、同じ栄養状態の人は1人もいません。

ですから、万人に共通する「正解」が具体的になりにくいことは事実です。

そのため、病気のときなどの栄養指導というのは「個別指導」となるのです。

しかし、本で「個別指導」はできませんから、つい「まんべんなく」「バランスよく」と言いたくなりますが、そこはひとひねり、ふたひねり。具体的に食生活に活かしてもらえる知識と工夫の「目のつけどころ」をお伝えしたいと思います。

そんなこと、できるでしょうか?

きっと、みなさんの協力なくしてはできないと思います。ぜひ次の章からは本に〝参加〟して、一緒に「私が（家族が）『より好みなく、しっかり食べる』ための発見」をして、このチャレンジを成功させてください！

先にも述べたとおり、生涯にわたり、元気に楽しく食べ続ける、というのは、簡単なことではありません。食欲があって、食べ物を選び、食事を整える判断力や行動力、経済力があり、基本的に消化・吸収・排泄に特別な問題がない状態を維持する。

毎日「食べ続ける」ためには、「食べる」以外の暮らし方まで整える必要がある大事業になります。

これはまさにみなさんが願う、自立し、自分らしく長生きする、その根幹にあることで、だから**「食べる」は生きること**、そのものです。

それでは100年栄養をかなえるチャレンジをご一緒に!

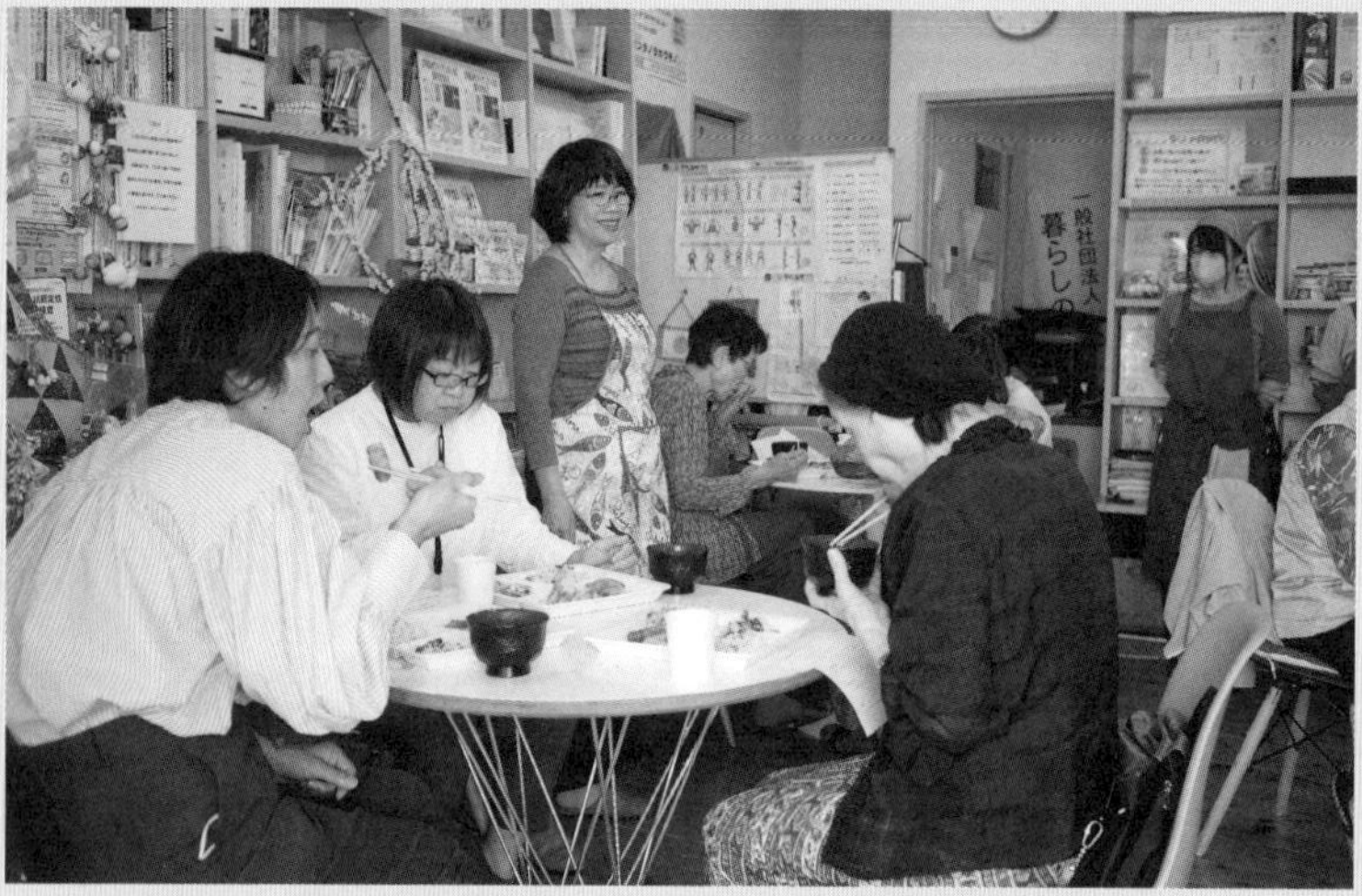
一般社団法人
暮らしの

第2章

健康で長生きする食べ方

長生きするために「しないこと」「減らすこと」

50代からは「塩・砂糖・アルコール」を減らしなさい

健康で長生きするためには、何をどう食べたらよいのか。

いろいろな視点から、たくさんの情報が飛び交っています。でも今回は先に、**「減らすべきもの」**からお話ししたいと思います。

一般的に人は「食べると体にいいもの」の情報には敏感で、あれがいいと聞けばスーパーに駆け込み、せっせと買って食べますが、「食べると体に悪いもの」を控えることには消極的です。

しかし、体に悪いものをなるべく入れないように気をつける。これもとても大切で、一番最初に取り組めることでもあります。私は、長く病気の人の栄養ケアに携わってきた経験から、50代からは、「3つの大幅削減」を呼びかけています。

その3つとは、「塩・砂糖・アルコール」。

これらをとりすぎないことが、中高年の生活習慣病予防の鉄則です。

まずは塩分。**食塩のとりすぎが、さまざまな生活習慣病と関係する**ことはよく知られています。

食塩に含まれるナトリウムは体内の水分バランスや体液の浸透圧を調節してくれます。ところが、血液中のナトリウム濃度が高くなると、浸透圧を保つために血液量が増え、血管の壁にかかる負担は大きくなり、血圧が上がります。

高血圧になると血管や心臓に負担がかかり、糖尿病や肥満とともに脳卒中や心筋梗塞、心不全、動脈瘤など循環器系の病気のリスクを非常に高めます。

そして余分な塩分を排出するため、腎臓の負担も増えます。ナトリウムと一緒にカルシウムも排出されてしまうので、骨粗しょう症をまねく危険もあります。最近は肥満になりやすくなることもわかっています。さらに、高い塩分濃度により胃の粘膜がダメージを受けて、胃がんのリスクが高まることはほぼ確実とされています。

しかし、厚生労働省「平成30年国民健康・栄養調査」によると、日本人の食塩摂取量の平均値は1日あたり男性・11g、女性・9・3g。以前と比べて減少してはいるものの、世界保健機関（WHO）が成人の目標量としている1日5g未満（食塩相当量）を大きく上回ります。

そこで成人の目標量（食塩相当量）は「男性・1日7・5g未満、女性・1日6・5g未満」（「厚生労働省　日本人の食事摂取基準（2020年版）」とされているので、これを超えないように減塩しましょう。

「薄味にするのは無理」と言う人がいますが、やってみると慣れるものなので、まずは心がけるかどうか、です。そして新たなおいしいを発見することもあります。

病院で提供する食事は塩分が基準値内になっていて、入院してすぐは「味がしない」などと訴える人がいます。しかし味は変えず、食後に必ずお話に行くようにしていたら「合わせてくれたんだね。おいしくなった」などと言う人が案外います。

病院という環境と、薄味に慣れたのだと思います。野菜と肉や魚介の蒸し煮や、ポタージュ（77ページでつくり方をご紹介しています）などを召し上がり、「素材の味がおいしいと気づけるようになった」などと言ってくださる患者さんが多かったです。

家庭でも、「できない」と思い込まず、味つけは控えめに、食材ごとの独特の味をよく味わってください。減塩のポイントは3つです。

① 1品だけはしっかり味つけをする「1点突破」

② 調味料は「かける」ではなく「つける」

③ 塩蔵品は食べすぎない

ほか、香りやスパイスで味を立たせるなどの工夫で、減塩に取り組むといいでしょう。

甘いものを食べるときは「原材料表示」を必ず見る

砂糖は、どれくらいとると健康に悪影響が出るのか、はっきりわかっていないので日本では摂取基準は示されていません。しかし、とりすぎると必ず体重増加をまねきます。

WHOは肥満や虫歯予防のため、1日あたりのフリーシュガーの摂取量を、エネルギー総摂取量の10%未満に減らすようにすすめています。

フリーシュガーとは、あらゆる単糖類・二糖類（糖アルコールは除く）のことで、砂糖や異性化糖のほか、はちみつ、シロップ、果汁などに含まれる糖類の総称です。

さらに5％まで減らして、1日25g（ティースプーン6杯分）程度に抑えるとより健康効果がある、とも公表しています。

ティースプーン6杯までいいの？　いまそう思った人もいるかもしれませんが、普段、1日に食べている調味料や加工品、菓子、清涼飲料水などに含まれる砂糖を全部足すと、ティースプーン6杯どころではない人も多いのです。

健康診断で「糖尿病予備群」「中性脂肪値の高さ」を指摘されている人は、とくに注意が必要です。

まずは、「何を口に入れるか」を知ることを習慣にします。甘いお菓子、甘煮の市販品、飲料を買ったときには**パッケージ裏の「原材料表示」を必ず見る**習慣をもちましょう。

たとえば、お饅頭を買うにしても、裏の原材料表示の筆頭に「砂糖」「果糖ぶどう糖液糖」などと書かれていないか確認し、そう書いてあったら買う機会を減らしてみましょう。

また、カロリーは1回のおやつにつきエネルギー200kcal以内を目標にしてください。

甘味は、疲れやストレスを癒してくれると感じるものかもしれません。ならば自分がどういうときに甘いものを食べたくなるか、ちょっと気をつけてみましょう。

何かのタイミングや一定の時間など、独自のクセがありませんか？　1日に2回以上、そんなクセが出ると気づいたら、一番やめられそうなタイミングだけでも、甘いものを食べたり、飲んだりするのをやめてみましょう。

ちょっと面倒に感じるかもしれませんが、行動を変えた恩恵は自分に返ってきます。口さみしい場合は、甘くない間食、「ナッツ」「小魚」「煎り豆」などに替えます。

若いころとは「お酒の飲み方」を変える

アルコールのとりすぎは、中性脂肪が肝臓内に蓄積して肝臓に負担をかけ、「脂質異常症」につながることもあります。

また、大量の飲酒は脳萎縮を生じさせるほか、アルコール依存症などの精神疾患、認知症の発症リスクとなることもわかっています。

適度な飲酒量は、男性と女性、65歳以上の高齢者では違います。個人差はあるものの、女性や高齢者はアルコールを分解する能力が低い人が多いため、お酒の悪影響を受けやすいからです。女性は男性より「少なめ」が推奨されていて、半分程度と考えたらいいでしょう。

男性の適量は純アルコール量として1日平均20g程度。一般的に飲まれているお酒にすると以下のようになります（女性、高齢者、飲酒後に顔が赤くなる人はこの半分）。
また、すべての人に「週に2日、連続した休肝日（アルコールを飲まない日）をもつこと」が推奨されています。

日本酒（アルコール度数15％）　1合（180㎖）
ウイスキー（アルコール度数40％）　ダブル1杯
ビール（アルコール度数5％）　中瓶1本（500㎖）
缶チューハイ（アルコール度数7％）　1缶（350㎖）
焼酎・泡盛（アルコール度数25％）　コップ1／2杯（100㎖）
ワイン（アルコール度数12％）　ワイングラス2杯（200㎖）

この適量表を見ると、夕飯と一緒に軽く晩酌する程度が適量で、宴席などでは多くの人が「飲みすぎ」になると気づくかもしれません。体にとって、アルコールはそれだけ負担が大きいものだと理解してください。

大量の飲酒で生じる脳萎縮は、断酒で改善するとされています。

しかし、脳萎縮以外にも、**アルコールには老化で起こる記憶・学習能力の低下を加速させる可能性が示されています。**つまり、「飲みすぎ」を続けていた時期があると、お酒をやめてしばらく経ったあとにアルコール依存症などの精神疾患が生じたり、認知症の発症リスクとなったりする場合もある、ということです。

普段は適量を守り、宴会に出かける前には「自分にやさしい飲み方」をちょっと考えてから行きましょう。

お酒を飲む習慣がある人なら、一度や二度、「失敗した」と思った記憶があるでしょう。翌日まで影響した「飲みすぎ」記憶を思い出して、「ピッチが速かった」「チャンポンした」「つまみを食べずに杯を重ねた」「はしごをした」など、思い当たる原因をピックアップして、同じ轍を踏まないようにしたいもの。

私も自分によく言い聞かせています。お酒は必ずおいしいつまみと一緒に。アルコール度数の高いお酒は水（チェイサー）も一緒に。あとで「楽しかった」と振り返ることができる酔い方をしよう。週に2日、連続して休肝日をもとう。

毎週、自分の意志と、ちょっとの努力が試されていると思っています。

中高年が陥ってはいけない健康情報の罠

「3日間」同じものを食べ続けるのはやめなさい

多くの人は1日3食。ときどきは変化を楽しみたくなりますよね。

だから、流行の「体にいい食べ物」を食べてみるのはその意味では楽しいことです。めずらしくて、おいしければ食生活の〝彩り〟になります。

まずは「どれどれ」と思いながら試しに食べてみて、翌日も「ふむふむ」と思いながら食べましょう。せっかくですから元気になるイメージで、おいしさを味わって！

でも、3日目はやめておきましょう。

別の、食べたいもの、おいしそうなものを召し上がれ。

1、2日はよくても、3日目からは体にとって負担になることがある。そう覚えておきましょう。同じ食材ばかり食べていたら、ちょうど飽きてもくるころ。体は正直にサインを出してくれているはずです。

そもそも健康な人が病気にならないために「○○を食べる」「△△を食べない」といった食べ方をするのは、実はほとんど意味がありません。情報に飛びつくと、手っ取り早く健康になれる気がするかもしれませんが、とても成功率の低い健康法です。

なぜなら、食べたものがそのままで栄養になるわけではないからです。**食べ物は、食べた人の体の中で分解・吸収されて、しかるべき場所に運ばれ、機能を発揮する栄養となるので、同じものを食べても、食べた人の体質や代謝機能、活動によって栄養は変わります。**

「この病気にならないためには○○を食べなさい」「あの病気を防ぐには△△を食べない」などと考えだしたらキリがありません。そもそも、そのような視点で食べるものを選ぶならば、徹底的に遺伝子検査、体調の検査をして、食品の栄養検査もして、食前食後の血液検査もして、解析しながらなら、いくらか効果があるのかもしれません。

それでも一般的な血液検査は、各臓器の血液をとって調べるわけではないので、効果のほどを厳密に把握するのは難しいはず。つまり「私の体にいいものだけ」を選ぶのはかなり困難だから、成功しにくい。

成功しないだけならいいけれど、一般的な健康知識で取り組んでしまうと、過剰摂取による刺激などで体調に悪影響が出ることも多いのではないかと思うのです。

「太ったから」と、すぐに「食べないダイエット」を始めていませんか?

運動不足で体重が増えてしまった、連日食事会が続いたらちょっと食べすぎで太ってしまった。体重が戻らないまま年月が経って、一回り大きくなってしまった——代謝が落ちることで、いわゆる「中年太り」に悩む人も多いことでしょう。やせたらまた着ようと思うから、数年前の服が捨てられない! 私もその葛藤の真っただ中です。

太ったままの状態で70代、80代に入ると、脂肪が多い状態のまま、さらに筋肉が落ちるサルコペニア肥満となりますから、適正体重に戻す努力は必要です。

ですが、**ここで中高年がやってはいけないのが、「食べずにやせようとすること」**。

運動もあまりできないから食べないのが一番効率的、と「断食」や「リンゴダイエット」を筆頭に「○○しか食べないダイエット」につい手を出してしまっていませんか?

これは、第1章でお伝えした〝おばけタンパク質〟につながる、危険な「食べない」ダイエットです。

断食をすると、そもそもの摂取エネルギーが不足し、体を動かすエネルギー源として、体づくりに使われるはずのタンパク質が使われてしまいます。体はタンパク質不足に陥り、筋肉が維持されず、さらに代謝が落ちることになります。

中高年以降は、「食べないダイエット」をしてはいけません。

「16時間ダイエット」で胃腸は休まらない！

もう1つ、少し前に若い人の間でブームになり、遅れて中高年に波及している「16時間ダイエット」も、誤解されている可能性が多分にある健康法です。

1日のうち、16時間は水分以外口にしない。つまり残りの8時間で必要な栄養をとり、ダイエットするという方法。食べる時間を限ることで、脂肪が燃えやすい状況をつくり、胃腸を休めることができるなどとも言われ、大流行しているようです。

しかし、食事でいろいろなものを食べたら、消化吸収を終えるまでに24時間かかることもめずらしくはありません。排泄までは24時間以上かかっている場合が多いので、消化管のどこかは必ずはたらいています。すべての消化管が一斉に休むということはないのです。そして、残りの8時間に全栄養をとるために食べるのも大変。その間、消化管には普段以上のはたらきを求めることとなり、負担を強います。

1日に必要な栄養素をとって、筋肉量を維持しながらやせるためには、食事は高栄養で、お腹がいっぱいになりにくく、消化しやすい献立に工夫しなければなりませんね。それができたとしても、8時間の間は、ずっとお腹がいっぱいで、消化にエネルギーを費やすために、頭はぼーっとしているかもしれません。

誰でもお正月のあとなど、「年末から食べすぎで、ちょっと胃腸を休めてやりたい」という気になって、食事量を軽くしたり、柔らかい（消化しやすい）ものを選んだり、アルコールを控えたりすると思います。

そのような実感からくる調整はとっても大切です。臨機応変な対応で、胃腸の回復を助けるでしょう。

けれど「16時間ダイエット」を続けて、果たして脂肪が燃え、胃腸が休まるか。中には合っていて、成功する人もいるかもしれないけれど、逆に、筋肉がエネルギーに回されてしまう人、胃腸を疲れさせてしまう人、排泄のリズムを狂わしてしまう人なども必ずいると思います。

その数は決して少なくないはず。そして、悪影響がすぐにではなく、のちのちなにか症状や病気になって出る人もいると思います。健康や美を追求した結果がそれでは、本末転倒ですね。

血糖コントロールは「決まった時間に食べる」ことから

私はこれまで糖尿病の人の栄養ケアも数多く担当してきました。

患者さんの中には、トラックの運転手さんやホテルの従業員さんなど、生活が不規則になりがちな人も多く、そのような仕事の人の場合、まず「朝・昼・晩」の食事の時間を決め、習慣化することから始めていました。

一般的には朝6時、12時、19時程度のバランスで食事をとるとよいですが、仕事の都合でそれはできません。それでも**「食事時間として30分以上とれる3回の隙間」**を見つけてもらい、食事をとる時間を一定にすると、血糖値のコントロールがうまくいくようになることが多かったのです。

3回の食事時間の間隔が、一般の6時間より短くなる回、長くなる回が出るのは、不規則に対する苦肉の策なので、やむを得ません。そのために起こる消化吸収への負担は、食べる内容を工夫することで軽減していました。そして、仕事が休みの日は家族や知人とともに過ごし、食事のタイミングも周囲に合わせます。

血糖コントロールには、「食べる時間の規則正しさ」がとても大切だということを現場で痛感したわけですが、それを考えると、「16時間ダイエット」はあえて不規則な状態をつくるような行為です。かなり意識的に栄養管理をしなければ成功しない確率が高い方法といえるでしょう。

短時間のうちに栄養を確保し、体を衰弱させないよう保つには、専門家の栄養ケアを受け、パーソナルトレーナーをつけて筋肉ケアもしなければ！　それには相当なお金がかかりそうです。

結局、何をどのくらい食べるといいのか

栄養不良を防ぐ「指さし3点確認」

いま元気な人が予防的に食生活改善をするとき、毎日3度の食事で、あれこれ「気をつけなければならないこと」があったら大変です。

ですから、まずこれだけ「気をつけよう」と決め、確認するクセをつけるとよいことをお伝えしましょう。**それは毎食「いただきます」のとき、「エネルギー源・タンパク源・野菜」の存在を確認する、それだけです。**

エネルギー源とは主食になる炭水化物。ごはんやパン、麺類のほか、ときにはお芋やバナナでもOK。タンパク源は主菜になる肉や魚、豆腐などの大豆製品、たまごなど。副菜となる野菜は、色の濃い緑黄色野菜とその他の淡色野菜の両方を組み合わせて食べましょう。

献立も「栄養ばっちり定食」をイメージしないで大丈夫！

たとえば親子丼なら「エネルギー源＝ごはん」「タンパク源＝鶏肉とたまご」「野菜＝玉ねぎ、にんじん、そしてお漬物の大根」だから◎。カレーライスも、あんかけ焼きそばも、お好み焼きも◎。そう考えてください。

エネルギー源よ～し、タンパク源よ～し、野菜もよ～し。ハナマルごはん！

指さし確認してから箸をとりましょう。足りないもの、多いものがあったら、次と、その次の食事で調整してください。


この確認、一度クセがつくと、進化します。たとえばコンビニで買い物をするとき、お弁当の中身をチェックして、野菜が足りないと気づき、ミニサラダを買い足す。不思議とそんなふうになっていくのです。

献立を考えるときにも、**「エネルギー源・タンパク源・野菜」**の存在を意識して立てるように、自然になっていきます。

年をとっても、必要な栄養の量は「若い人と同じ」

こんなの簡単すぎ、もう少しレベルアップしたい。

そんな欲が出てきたら、次のことを意識してみてください。

毎食「エネルギー源・タンパク源・野菜」の量が十分かチェックします。そして完全な食事には1日1回は果物と牛乳、ヨーグルトを習慣にします。

栄養学的には、多くの栄養素において推奨される摂取量というのは、高齢者も若い人もほとんど変わりません。高齢になって消化吸収、代謝の機能が低下することを思えば、若い人以上に補う必要があるともいえますね。

では、ちょうどいい1回の食事量はどれほどか。でも、何g……と覚えるのはちょっと面倒ですよね。なかなか覚えられません。

私は普段から、よりわかりやすく、より「らくちん」に、栄養のことをお伝えしたいと思っていて、「手計《ばか》り」を使います。毎食分の栄養は、こんなふうに覚えてもらいます。

基本は、ごはんは「お茶碗」＋おかずは「パー or グーと指3本」＋野菜は「ハート」です。

【1食あたり】

●エネルギー源：お茶碗軽めの1膳（食パンなら6枚切り1枚程度）
●タンパク源：手のひら「パー」またはこぶし「グー」を1つ分　＋　「指3本」分
●野菜：（生の状態で）手のひらを合わせた「ハート」にのる分量

68ページをごらんいただければと思いますが、これが、1食分の栄養です。

カロリーにすると、1食500kcal、それに、間食200キロカロリー程度も必要です。

エネルギー源のごはんのお茶碗は、女性用、男性用、子ども用などいろいろサイズがありますが、**女性なら女性用、男性なら男性用に、見栄えよく盛るとちょうど適量になります。** g数では女性150g、男性200g程度。減量したい女性は子ども用（100g）を使い、男性なら女性用を使いましょう。麺類は1人前の量はだいたい決まっているので、1人前を基準に確認してください。

タンパク源の「パー」「グー」とは、「パー」は手のひらサイズの豚肉ロース1枚、または、アジの開きなど、ひらべったい形状の食材を意味しています。「グー」は、ハンバーグだったり、豆腐半丁だったり、唐揚げの鶏肉だったり、こんもりした形状の食品。パーでもグーでもどちらでもいいので、その1個分がタンパク源となります。

追加する「指3本」は、指3本分くらいの大きさの納豆1パックや、ウインナーなら2本、トッピングに使うしらすやツナなど、「少し付け足すタンパク質」と覚えてください。

朝ごはん　「パー＝目玉焼き」と「指3本分＝ウインナー（2本）」
昼ごはん　「グー＝冷奴」と「指3本分＝しらす（冷奴のトッピング）」
夜ごはん　「パー＝豚の生姜焼き」と「指3本分＝ツナ（サラダのトッピング）」

という具合です。タンパク質は主食からもとれますが、おかず（主菜と副菜）と牛乳で1日に45gはとらなければ不足しやすい。1食15gといってもピンとこないので、**1食あたりパーまたはグーと指3本、のイメージ**が便利です。

最後に、野菜です。**野菜は、手のひらで器を作るようにした「ハート」の形にのる量**。多いと感じるかもしれませんが、調理すると3分の1から4分の1の量になるので、決して「量が多くて食べられない」という分量ではありませんよね。できれば海藻やきのこなどを意識的にプラスして、おいしさも、健康効果もアップして召し上がれ。

こうした3食に、汁物やおやつ、牛乳かヨーグルト、デザートの果物（目安はグー1個分）などを加えて食べていたら十分ですし、食べすぎでもありません。

タンパク質は「たくさんとる」より「いろいろとる」

先にも書いたとおり、タンパク質重視の風潮がある昨今、タンパク質を活かすために心がけるなら「たくさんとる」より「いろいろとる」工夫をしていただきたいと思います。

なぜなら、タンパク質に含まれる9種の必須アミノ酸は、食品ごとに「アミノ酸スコア」と呼ばれる値が違っているから。

食品には、すべての必須アミノ酸が基準より多い「アミノ酸スコア100点の食品（たまご、牛乳、鶏肉、牛肉、豚肉、アジ、鮭、大豆など）」もあれば、そうでなく、特定の必須アミノ酸が基準値に達していない食品もあって、その値によって体内で合成できるタンパク質の量が変わるのです。

「お肉には良質なタンパク質が多い」というのは、アミノ酸スコアが高いからです。アミノ酸スコアの高い食品をとれば、比較的、バランスよくアミノ酸がとれることになります。ただし、たとえば必須アミノ酸以外の非必須アミノ酸もタンパク質の合成に欠かせません。また、食品にはビタミンやミネラルなど、アミノ酸以外の栄養素も含まれますから、アミノ酸スコアだけでは食品の栄養価を判断できません。たとえば、それぞれに多く含まれる脂肪酸の種類も異なり、健康維持に大切な脂肪酸は、魚の脂に多く含まれます。

どの食品に、どんな栄養素がどれだけ含まれているか？　家庭の食生活ではとても考えきれないですね。ですから、**なるべく数多くの食品からタンパク質をとり、多彩に栄養素をとるのがよい**のです。パーまたはグーのタンパク質に、プラスして「指3本」分の別の食材からタンパク質をとろうというのも、なるべく「たくさんの食材からタンパク質を」という意図なのです。

エネルギー源や野菜、海藻やきのこ類も同じ、バラエティに富んだ食べ方をすると、栄養は整いやすくなります。

中高年の水分摂取の鉄則
「お水は1日2ℓ」飲まなくていい

年を重ねると、食べることと同じくらい、水分をきちんととることは健康に必須です。春から秋にかけて、とくに熱中症になる危険がある時期には、連日、テレビのニュースで「こまめな水分補給」を呼びかけています。

高齢者は「のどが渇いた」と感じる反応も鈍るので、「のどが渇いていなくても、のどが渇く前に水を飲みましょう」という。２ℓのペットボトルを身近に置いておき、「１日１本は飲みきりましょう」などとアドバイスしていますね。

確かに、熱中症予防のために水分補給が大事なこと、高齢者の反応が鈍ることなど、間違いではありません。たとえば介護認定を受けている人などは、熱中症にならないよう、周囲もよく気を配らなければならない。でも、それはすべての高齢の人に当てはまることではありません。

ペットボトルを常備して飲んでいて、毎日下痢をしている人。胃酸が薄まり、ムカムカして食欲減退、食事量の低下をまねいている人。下半身がむくんだり、全身の倦怠感が強くなったり、水の飲みすぎで体調を崩している高齢者も多くなっています。

ある人は終日、エアコンが効いた家から出ることもなく、家事や趣味の手芸、テレビを見て過ごす。ほとんど汗をかくこともない。そんな日も、「2ℓ飲まなくちゃ」と強迫観念にかられて、飲んでいると聞きました。明らかに必要以上に飲んでいます。

こうなってしまうと、健康情報というより〝呪い〟ではありませんか。

臨機応変。そう考えなければ、体がすこやかさを保とうとする力がかえって弱ってしまうのではないか、私はそんなふうに思います。

臨機応変に対処するには、「高齢者はのどが渇いたと感じる反応も鈍る」を真に受ける前に、自分や家族の反応は鈍っているか、「?」をもって見ることです。

水を飲む前、トイレの中で、「のど渇いているかな」「(下痢気味なのは)水分のとりすぎかな」と自分の体と飲食について「問う」ことが大事です。

実際に反応がやや鈍っていると思ったなら、確かに工夫が必要ですね。しかし、それでも私は2ℓのペットボトルを身近に置いておくことには反対です。

「これを飲みきらなければ」と思うと、負担になるばかりで、おいしく飲めないと思うからです。のどが渇いているときに飲む冷たい水のおいしさ、のどごし、爽快感を、生涯、味わい続けたいのです。

脱水症状を見る2つのチェックポイント

脱水は、ただ単に「水を飲む量と回数」では測れません。私の実感で言うと、**食事回数が少ない、食事量が少なくなるなど、食事の野菜・果物・汁物からとる水分が減っている場合に、脱水症状が多い**印象です。

食事を十分にとり、ごはんのときに口をさっぱりさせてくれるお水1杯、食後に好きなお茶を1杯飲んで、あとは「のどが渇いた」と感じたときに飲めば十分、と思っています。私が社会活動で出会う高齢の人たちも、そのような飲み方で十分必要な水分をとれていると感じます。

自分に問いかけてみるとは言っても、判断が難しいときには、次のようなポイントがあります。

①朝のおしっこの色はどうですか？

尿の色は、脱水気味かどうかのサインになります。体内の水分を保とうとして尿としての水分が減ると、おしっこの色は濃くなります。昨日食べたり飲んだりした食事や回数を確認してください。

②爪をつまんでチェックしましょう。

まず、手の親指の爪がピンク色かどうかチェックします。次に反対の手で親指の両脇をつまんでみてください。ピンク色から白っぽい色に変わるはずです。そのあと、つまんでいた指を放してすぐ、もとのピンク色に戻ったら、水分は十分とれています。戻るまでに3秒以上かかるときは脱水症状の疑いがあります。

水分不足を「水」だけで考えないで、食事全般で見渡します。野菜・果物・汁物が減っていませんか？　野菜や果物は8割から9割が水分です。間食を水分とともに食べていますか？　食べていなかったら、食べる習慣をもちましょう。

健康情報や呼びかけを暮らしに取り入れることはよいことだけれど、「よい結果」につなげるには、取り入れる前に自分への「問いかけ」が必要です。

こうした問いには自分と、ときとして家族以外、誰も正しく答えることはできません。一般論は、一般論にすぎないのです。とくに食生活は、みなさんそれぞれ多様な営みを長く続けてきて、いまがあるので、一般論が当てはまる人は思う以上に少ない。私は、これまでたくさんの人の栄養を見てきて、そう思っています。

だから、食べたり、飲んだりして栄養をつけようと思うとき、主治医は自分と思ってください。家庭での食生活改善で間に合わない問題が起きた場合には、私たち管理栄養士という「食べるに関するプロ」のサポートを活用していただきたいと願っています。

熱中症は朝晩の「味噌汁」で防ごう

出かけたり、運動をして汗をかいたりする日、脱水症や熱中症が心配なときは、朝ごはんと夜ごはんでカボチャやワカメの入った味噌汁を飲みましょう。

水分とミネラルを効率よく補給できるスポーツドリンクを飲むのもいいですが、それ以上に1杯の味噌汁にはナトリウム、カリウム、マグネシウムなど必要な栄養が豊富です。

「塩分のとりすぎを防ぐために味噌汁を飲まない」などと言われることがありますが、それは理にかなっていません。そもそも味噌汁の塩分は際立って多いわけではないですし、材料の大豆により一緒にカリウムがとれます。

カリウムには、尿が出やすくなる作用があり、排尿時にカリウムとほぼ同量の塩分（ナトリウム）を排出してくれる作用をもっているので、味噌汁ばかりを減塩の的にすることはないのです。

たとえば、煮干で出汁をとり、赤味噌（1杯分10g）を使ったカボチャ（薬味ネギ）の味噌汁の場合、1杯の栄養成分は次のとおりです。

エネルギー　62kcal
タンパク質　2・0g
脂質　1・0g
炭水化物　11・0g
ナトリウム　558mg
カリウム　296mg

マグネシウム　23㎎
リン　52㎎

あるスポーツドリンク100㎖と比べ、ナトリウムとカリウムは約4倍、マグネシウムは約10倍でした。スポーツドリンクよりカロリーも高く、スポーツドリンクには含まれないタンパク質や脂質もとれます。スポーツドリンクに含まれるブドウ糖や塩素が味噌汁には含まれません。

味噌汁で脱水症や熱中症の予防ができるのです。暑い季節が長引く中、連日のように高価な機能性飲料を飲むのは、お財布に負担になりますが、味噌汁はコスパもいい！

以前、私の故郷に近い松江市の中学校の野球部員と保護者に、真夏も元気に練習や試合ができるよう、栄養のアドバイスをしたときも味噌汁をすすめました。部員数が大会に出られるギリギリの数だったので、誰もダウンするわけにいきません。みんな朝晩ちゃんと味噌汁を飲んでくれ、誰も欠くことなく勝ち上がり、中国地方大会に出場しました。

朝晩、「味噌汁を飲む」ことがきっかけで食生活が見直され、味噌汁に合わせてごはんやおかずを整えるようになり、食事が全体的に充実したことも影響したと聞いています。

味噌汁があると、ごはんがおいしくて、おかずも欲しくなりますものね。野球部員たちはしっかり食べて活躍し、その話題は町の人たちまで元気にしました。

中高年も味噌汁！　塩分の心配よりメリット大

味噌汁は塩分が高いと信じられているようですが、それはまったくの誤解です。

先にも述べたとおり、**味噌は塩分（ナトリウム）を多く含んでいても、ナトリウムを体外へ排出するはたらきをもつカリウムも多く含みます。**みなさんもご存知のとおり、発酵食品ですから腸のはたらきを保つためにも、毎日食べてよいもの。健康効果の高い食品の1つです。

さらに、みなさんがイメージしているほど1杯の味噌汁の塩分量は高くありません。

1杯の塩分量は約1・2gというのが定説になっていますが、実際には、家庭でつくられている味噌汁は、ほとんどの場合それほど塩分を含んでいません。

大学で、管理栄養士をめざす学生たちに「家で味噌汁をつくる鍋、味噌、お椀、具材」などを持参してもらい、普段どおりに味噌汁をつくってもらい、お椀によそった1杯分の塩分を量ってみたことがありました。

結果、平均的に塩分量は1杯0・7gで、味も十分に満足できるものでした。

確かに、日本人は「塩分とりすぎ」傾向にありますから、減塩を心がけるのはよいことで、中高年以降の人の生活習慣病を防ぐために「減塩」は重要です。

ただし、「減塩のために味噌汁は飲まない」はあまり的を射ていません。**味噌汁は飲み、発酵食品である味噌と、実として入れる野菜や海藻、大豆製品などの組み合わせで得られるメリットを優先しましょう。**減塩はほかのことで試みるのが得策です。

認知症を遠ざける生活&食事

「血管」と「腸」を整える食事に変えよう

残念ながら、「これで認知症にならない」という食べ物や薬はありません。「認知症」自体、まだわからないことが多く、いまのところ栄養療法は確立されていないのです。

しかし、いくらかわかってきたこともあって、第一に、「認知症の発症には生活習慣病が深く関わっている」とされます。ですから認知症の予防には、まず「慢性疾患を防ぐ」が大切で、食生活や運動、休養、持病の治療など、基本的な健康づくりが必要です。

その上で、食事では次の3つのポイント**「血管を健康に保つ」「腸を鍛える」「ファイトケミカルをとる」**を意識して、健康的な暮らしを整え、続けていきましょう。

全身に酸素と栄養を運ぶ「血管」。この血管の健康を保つためにはバランスのいい食生活が大切で、とくに**「糖質が食事全体の6割を超えない」**を守ることが大事です。

菓子パンだけ、麺だけ、お餅だけ。そのような食事はほとんど糖質オンリーで、食後に血糖値が急激にアップダウンして血管を傷つけます。また、糖質をとりすぎると、脂肪をため込む体質になり、筋力や免疫力が落ちていきます。

腸活と認知症予防に「豚汁」を飲もう

もう1つのポイントは、「腸によい食事」ということです。そもそも人間の脳は、腸から進化したもので、腸と脳のすこやかさは相関するとされているからです。

腸によい食習慣は、「プロバイオティクス」と「プレバイオティクス」を組み合わせてとる、「シンバイオティクス」を続けることです。

……と、難しいカタカナが登場しましたが、このカタカナを覚える必要はありません。

まず、**プロバイオティクスとは「腸ではたらく善玉菌を多く含む食べ物」**のことで、おもに発酵食品があげられます。味噌、納豆、ぬか漬け、キムチ、ヨーグルト、チーズなど。これらを食べると、善玉菌の数量アップが期待できます。

一方、**プレバイオティクスとは「善玉菌を育てる食べ物」**のこと。オリゴ糖や食物繊維（水溶性食物繊維と不溶性食物繊維）を多く含む食べ物をとると、それらが善玉菌のエサとなって、菌が活性化します。ブロッコリー、シイタケ、キャベツ、タマネギ、トウモロコシ、ワカメなどがあげられます。

これら、**「善玉菌を多く含む食べ物」と、「善玉菌を育てる食べ物」の両方を合わせてとるのが、「シンバイオティクス」という考え方**です。組み合わせて食べることで、２つの効果がねらえると同時に、相乗効果も期待できます。

この組み合わせの食べ方ができるおすすめが、「豚汁」です。

味噌はご存知、発酵食品として、プロバイオティクスの代表格であり、そこに、食物繊維の多いゴボウ、コンニャク、さのこなど、プレバイオティクスの食材が豊富に入った、具だくさんの豚汁は、腸内環境を整えて、認知症予防にもいい影響をもたらすものと考えられます。食卓に頻繁に登場させましょう。

また、雑穀類を入れて炊いたごはん（食物繊維が豊富）を、きな粉をまぶしたおにぎりにして、ぬか漬けなどの漬物（発酵食品）と一緒に食べても、シンバイオティクスが成立します。

ヨーグルト（発酵食品）にキウイフルーツやデーツなどのドライフルーツ（食物繊維が豊富）を入れて食べるのもＯＫ。ブロッコリー（食物繊維）などの蒸し野菜を食べるなら、マヨネーズだけでなく、そこに味噌（発酵食品）を加える。**「発酵食品と食物繊維を一緒にとる」**を合言葉にしましょう。

細胞を酸化ダメージから守るファイトケミカル

さらに、「ファイトケミカルをとる」という視点から、毎食どこかに、色鮮やかな野菜や果実をとりいれます。**色が鮮やかな食べ物には抗酸化作用の高い「ファイトケミカル」が多く含まれます。**

「ファイトケミカル」とは、そもそも植物が、紫外線や虫から身を守るためにたくわえている成分です。人間にとって必須栄養素ではないものの、脳をはじめ、体の細胞を酸化のダメージから守るはたらきがあるとわかっていて、健康づくりのためにぜひ、十分にとりたい成分と考えられています。

脳細胞が減少して起こる認知症の予防として、ファイトケミカルを多く含む次の食品をまんべんなく食べていきましょう。

身近なファイトケミカルの例

色素	おもな食品	成分名
赤	トマト・スイカ・金時人参	リコピン
黄	アスパラガス・ブロッコリー トウモロコシ・イチジク	ルティン ゼアキサンチン
橙	にんじん・カボチャ パプリカ・その他の緑黄色野菜	β‐カロテン
紫	ナス・ブルーベリー・紫イモ・黒豆	アントシアニン

川口式

らくちん
長生きごはん

栄養とは、毎日、エンドレスにくり返される「営み」。
だから、「楽しんで」「らくちんに」取り組んでほしい！
3つのポイントがそれをかなえてくれます。

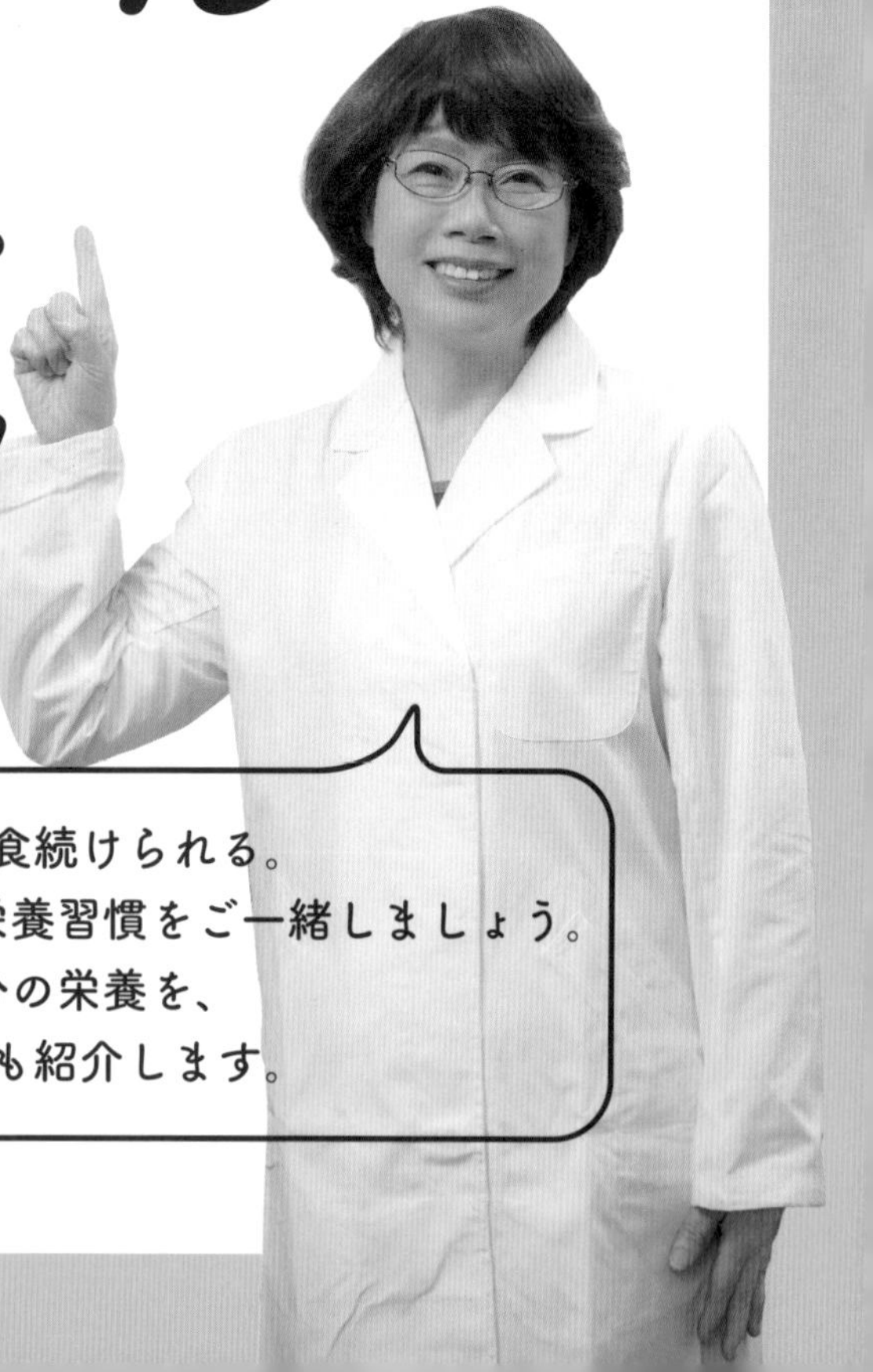

難しくないから、毎日、毎食続けられる。
そんな、新しくて楽しい栄養習慣をご一緒しましょう。
「手計り」を使って、毎食分の栄養を、
かんたんにおぼえる方法も紹介します。

1 3食いつも「三位一体」食

エネルギー源、タンパク質、野菜。この3つをそろえて。

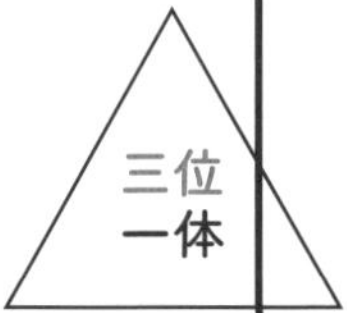

2 「手計《ばか》り」でらくちんイメージ

グー・パー・指3本の3つでおぼえよう。

3 100年栄養をかなえる「神7《セブン》食材」

魔法の栄養食材
神7

「おなじみ」だけど栄養価の高い、常備しておきたい優秀食材「神7」。

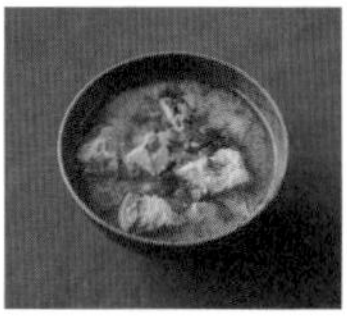

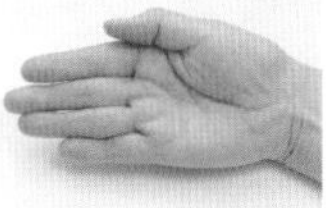

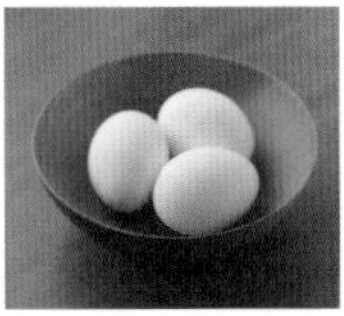

らくちん長生きごはんフォーマット

タンパク源

おかずは「グーorパー」と「指三本」

お肉やお魚、なにか1つに、もう一つ別のタンパク源を加えます

パー

薄く広げた形状

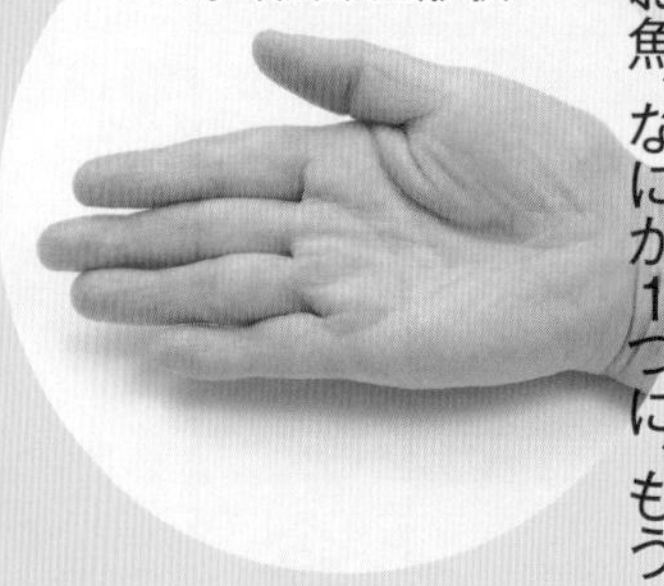

グー

こんもりと球状に近い

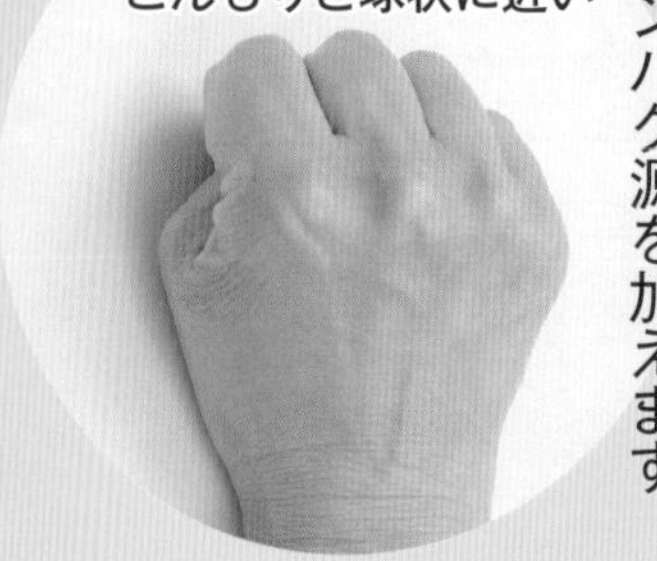

エネルギー源

ご飯は「お茶碗」1膳

男性なら男性用、女性は女性用のお茶碗を基準に

グラム数でいうと女性１５０ｇ、男性２００ｇ程度。70歳以上の人は、外出する日の朝は男性３口分、女性５口分を足して食べましょう！

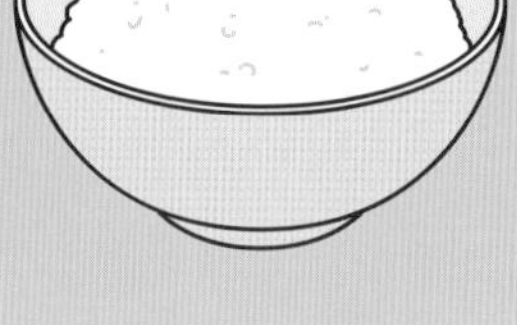

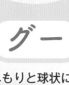

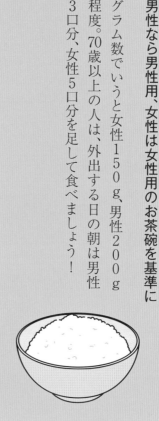

エネルギー源、タンパク源、野菜
この、3つが全部そろうことが大切。
一食分の栄養です。カロリーにすると、1食500kcal。
そこに、間食200キロカロリー程度も必要です。

野菜

野菜は「手のひらハート」

野菜は、手のひらを合わせた「ハート」にのる分量の生野菜を使って

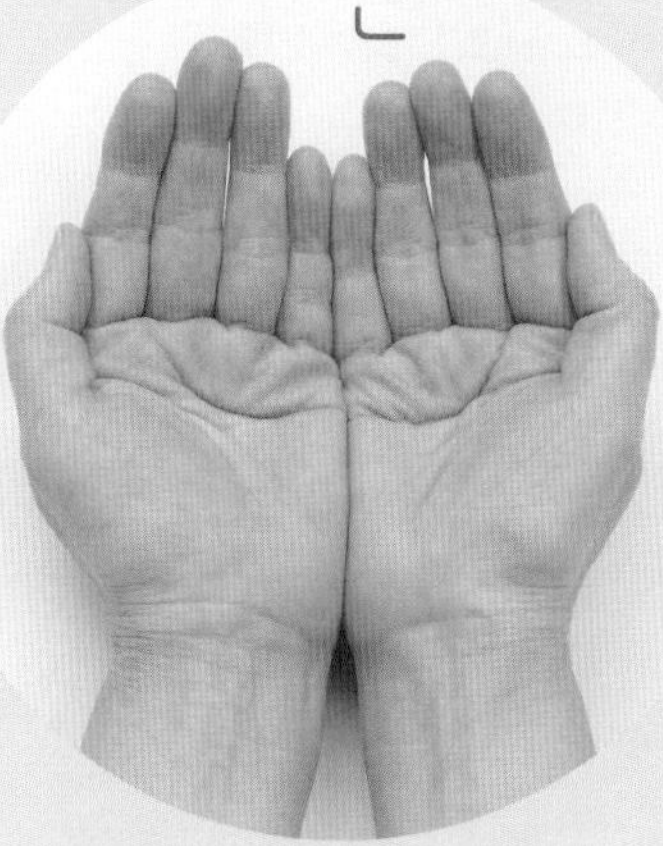

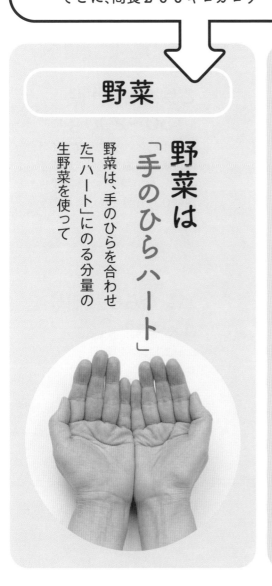

タンパク質は1日あたり45グラムを「複数から」とることを意識します。そのときに便利なのが、「手計り」です。

指3本

もう一品ちょい足し

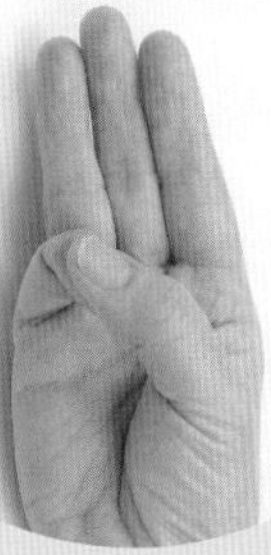

エネルギー源

「主食」は必ずとりましょう。食べすぎ・食べなさすぎ、両方注意

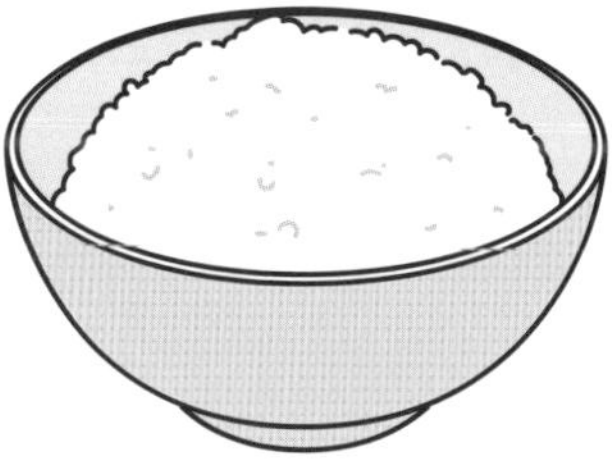

ごはんなら１膳（150～200ｇ）

男女それぞれ一般的なサイズの茶碗に品よく盛りつけます。減量したい場合、女性は子供用（100g）、男性なら女性用を利用。

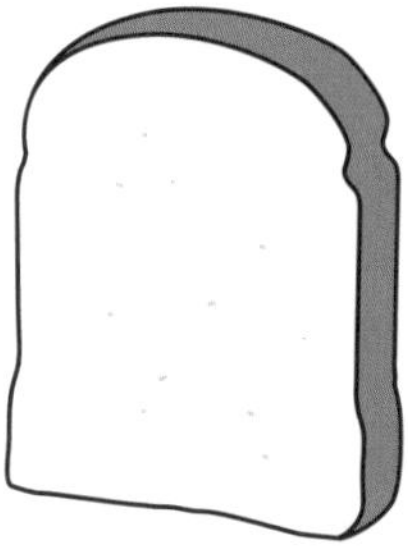

パンなら6 枚切りを１～２枚

ロールパン　2個
クロワッサン　大1個

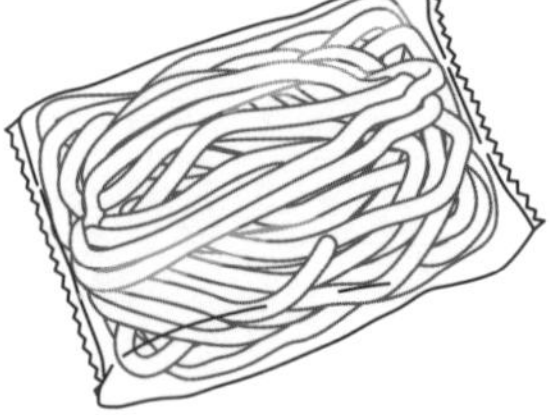

うどんなら１玉

麺類は一般的な１人前を適量と考えます。
茹で麺で200ｇ程度です。

タンパク源

グーまたはパー＋指３本分いろんな種類をとろう

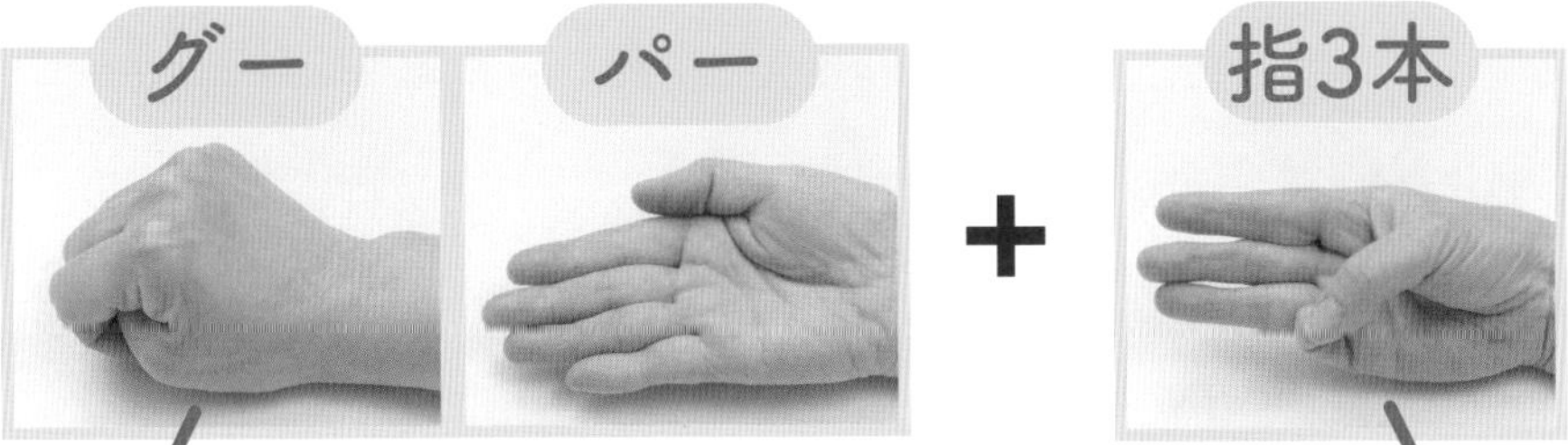

見た目で判断して、１食で「グー（げんこつ大）」または「パー（手のひら大）」に相当するタンパク質と、指３本分に相当する量を。

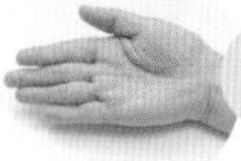

パー

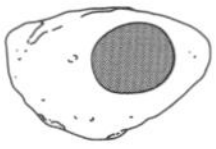
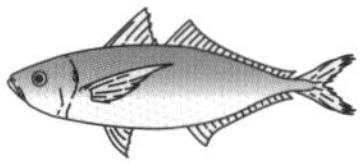
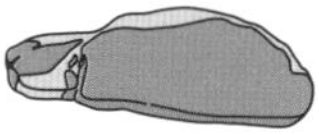

- 目玉焼き
- アジ１尾
- 豚ロース肉
- 生姜焼き（ペラ肉2枚）
- 魚の切り身1切れ
- 餃子（1人前）

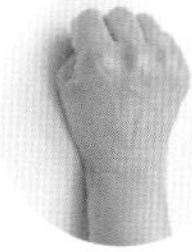

グー

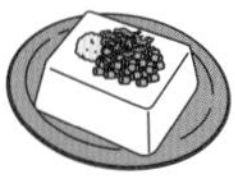
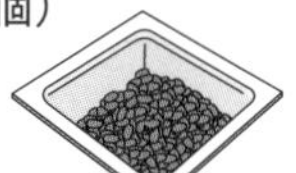

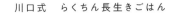

- 冷奴（1人前）
- 納豆（1パック）
- ゆで卵
- 鶏唐揚げ（3個）

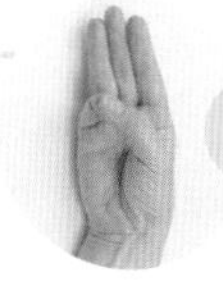

指3本

- 味噌汁の油揚げ
- 豚汁の豚肉（30ｇ）
- ツナ缶やアサリの缶詰（1/2缶）
- 冷奴にのせるしらすやかつおぶし
- スープの具の溶きたまご（たまご1/2個）
- ゆで大豆（30ｇ）
- ウインナー（２本）
- チーズ

野菜

「手のひらハート」で1食分(100～130g)。
葉もの、根菜、色とりどりに！

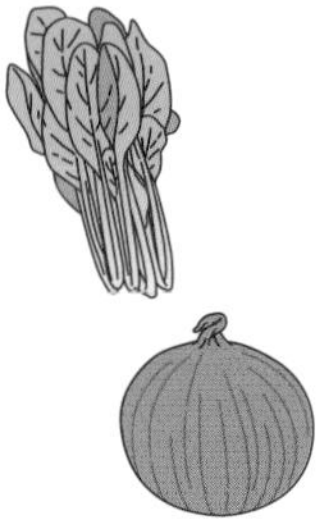

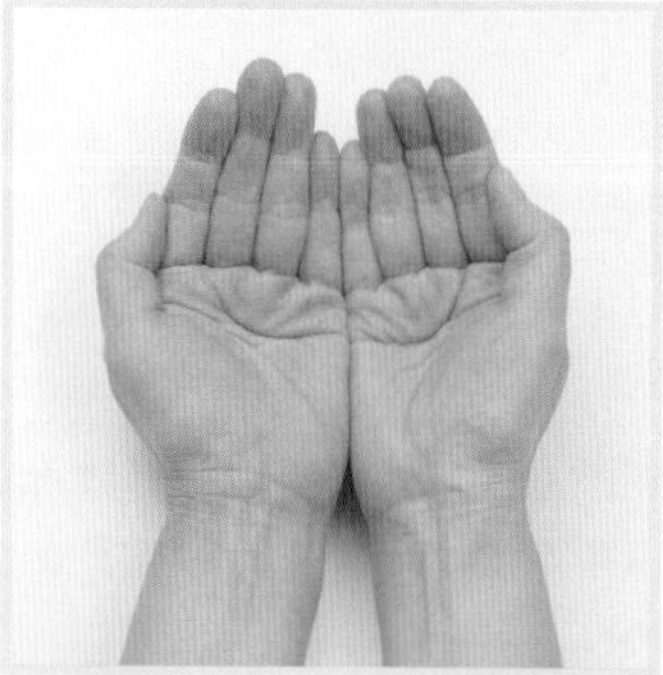

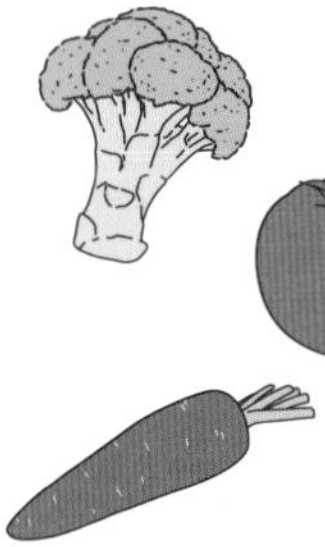

サラダなど
生野菜なら

炒めものに
するには

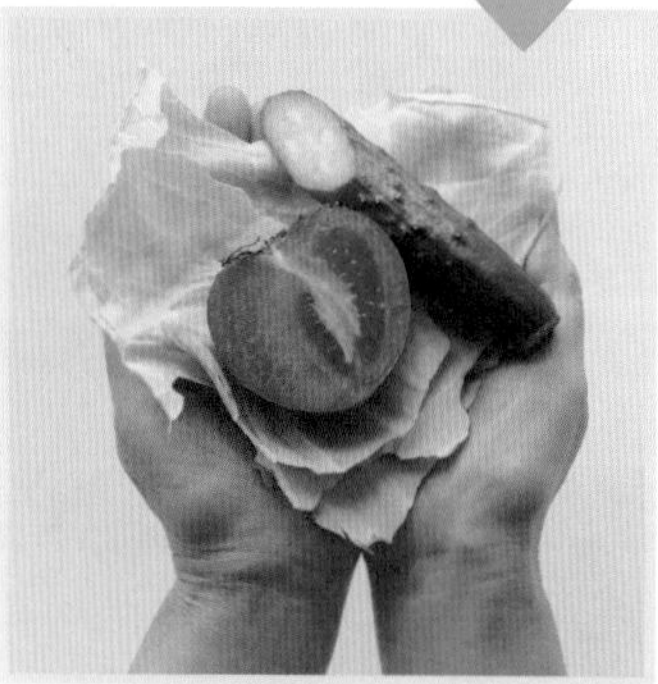

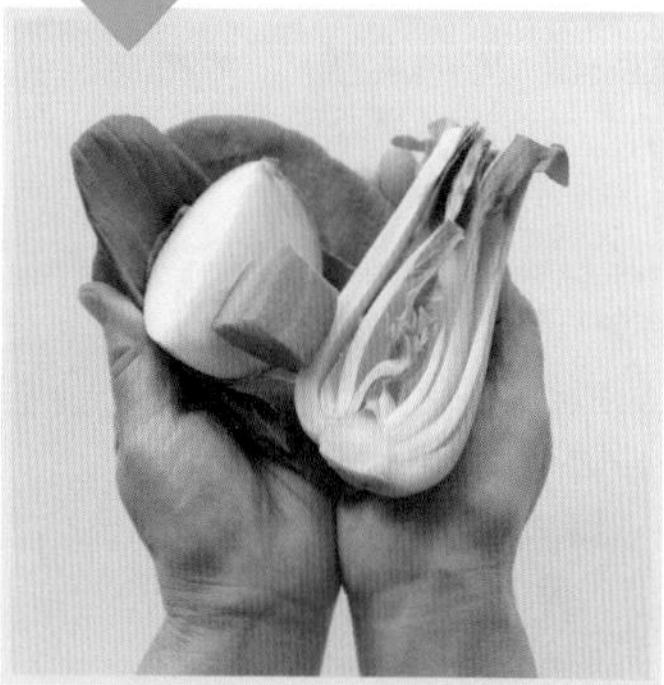

一日3食で350g～400gをとりたい野菜は火を通すとボリュームが減り、食べやすくなります。赤、黄、緑など色が鮮やかな緑黄色野菜とその他の淡色野菜を組み合わせて食べましょう。それには、咀嚼力維持も大事。定期的に歯科で「食べる機能」のメンテナンスを！

川口式

使い勝手よし、栄養よしの優秀食材

ご紹介する7つの「おなじみ」食材は、
どこにでもある調味料で、
だれでもできる調理法で、
手早く1品、おいしく栄養となる価値ある食材です。

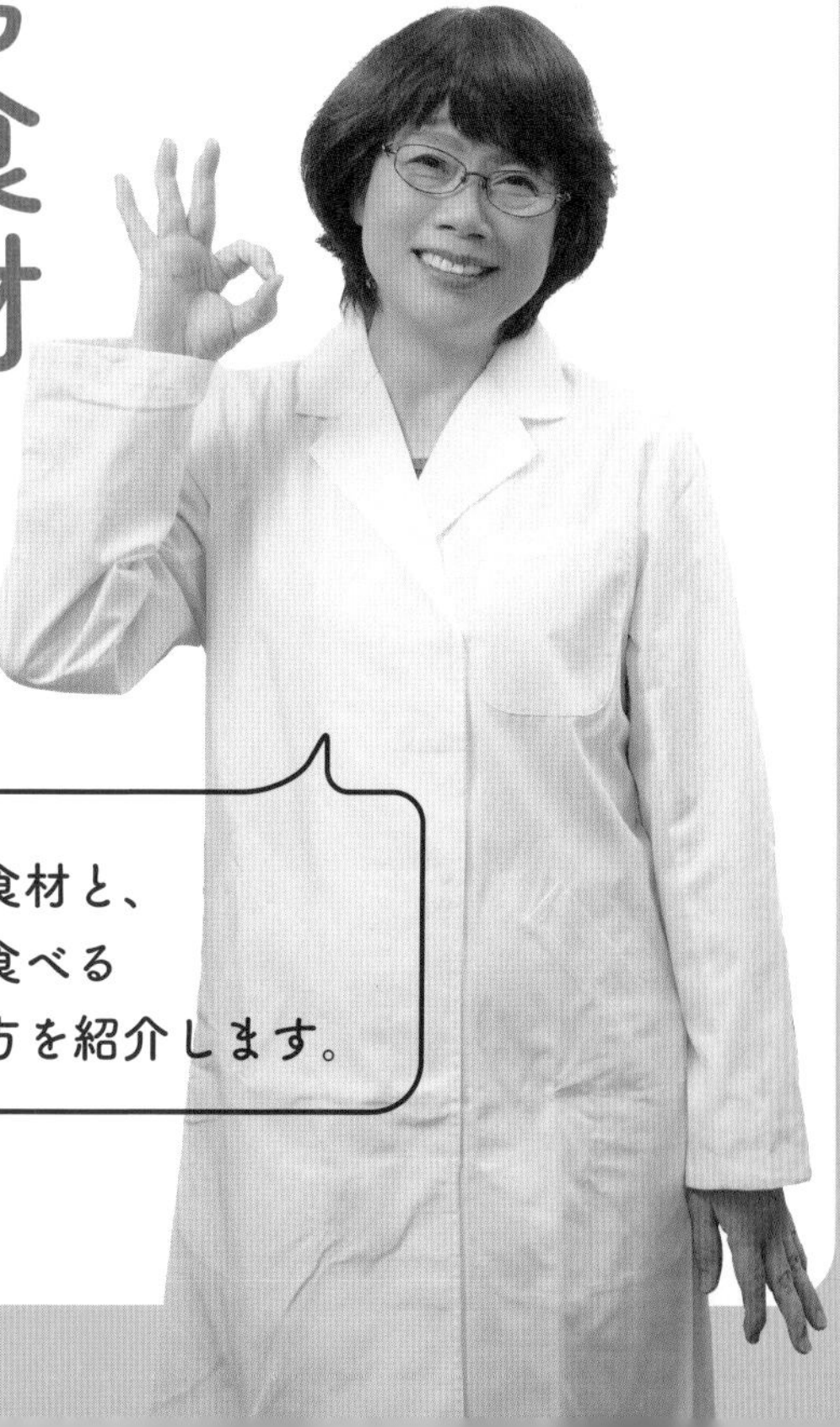

魔法の栄養食材
神7

体を養う7つの食材と、
栄養を妨げずに食べる
おすすめの食べ方を紹介します。

魔法の栄養食材
神7

1

たまご

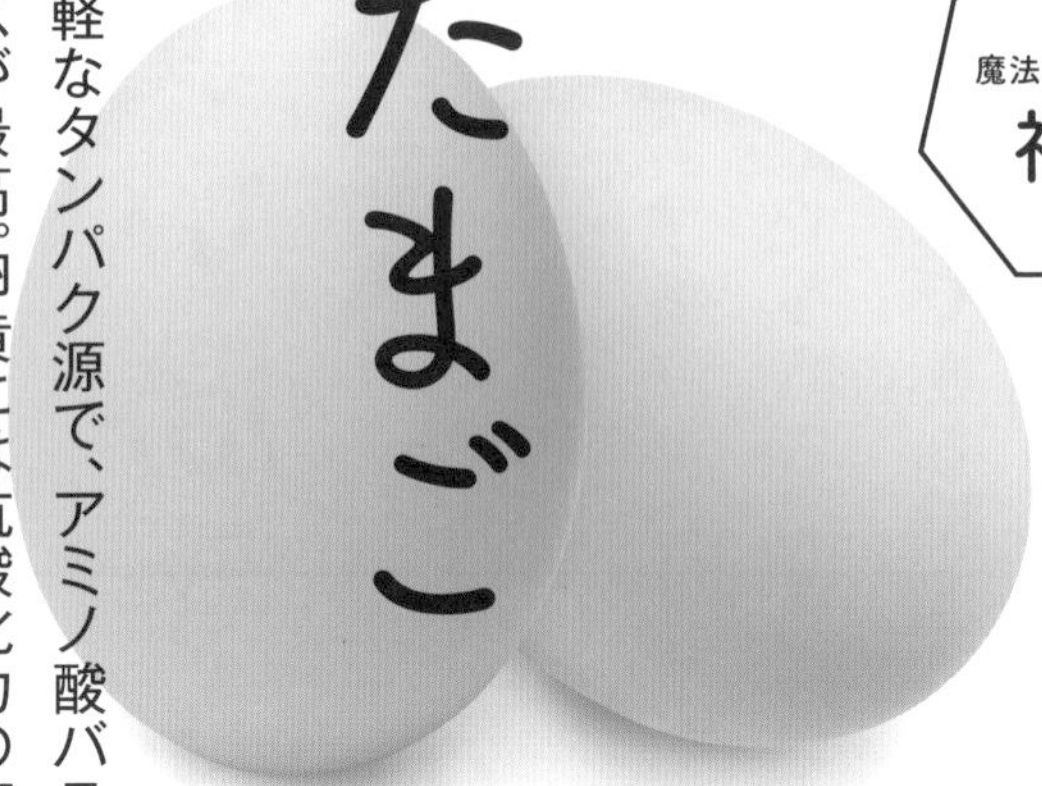

手軽なタンパク源で、アミノ酸バランスが最高。卵黄には抗酸化力の高い色素・カロテノイドや、脂質代謝・肝機能向上・血圧低下・脳活性にはたらくコリンが豊富。ビタミン、ミネラルも豊富な栄養優等生。

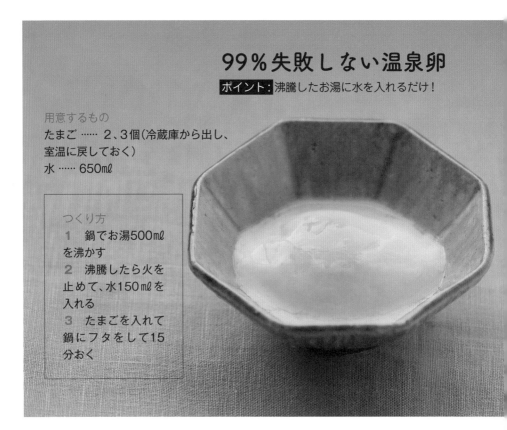

99％失敗しない温泉卵

ポイント：沸騰したお湯に水を入れるだけ！

用意するもの

たまご …… 2、3個（冷蔵庫から出し、室温に戻しておく）

水 …… 650㎖

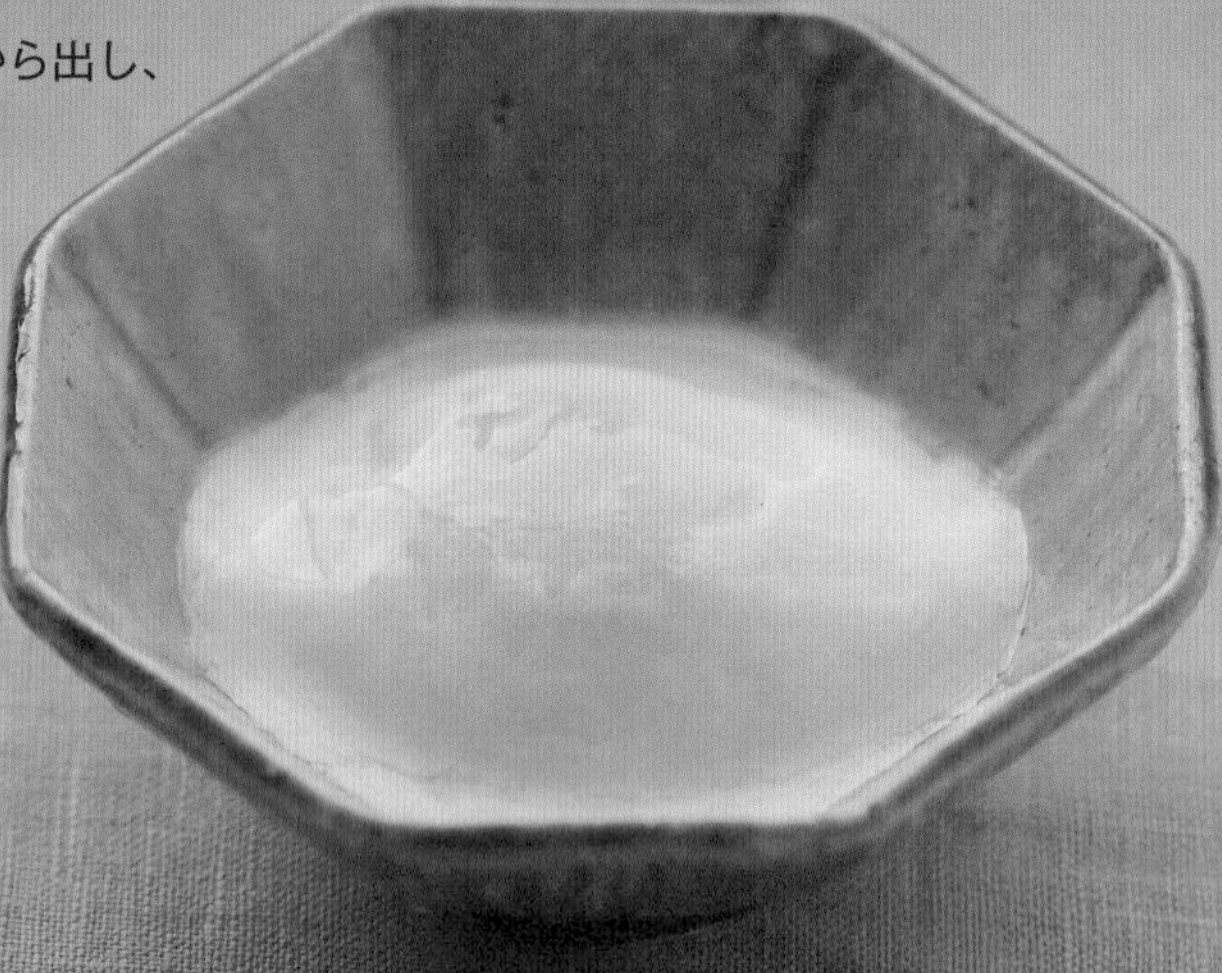

つくり方

1　鍋でお湯500㎖を沸かす

2　沸騰したら火を止めて、水150㎖を入れる

3　たまごを入れて鍋にフタをして15分おく

魔法の栄養食材
神 7

2

鶏むね肉

良質なタンパク質を多く含む肉類の中で、鶏肉は脂質が少なく、低カロリー。鶏肉の脂肪には、動脈硬化を防ぐリノール酸など多価不飽和脂肪酸が豊富です。

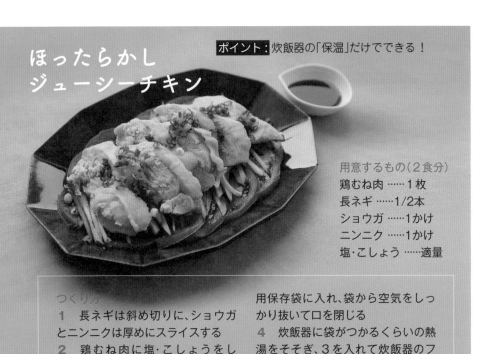

ほったらかしジューシーチキン

ポイント：炊飯器の「保温」だけでできる！

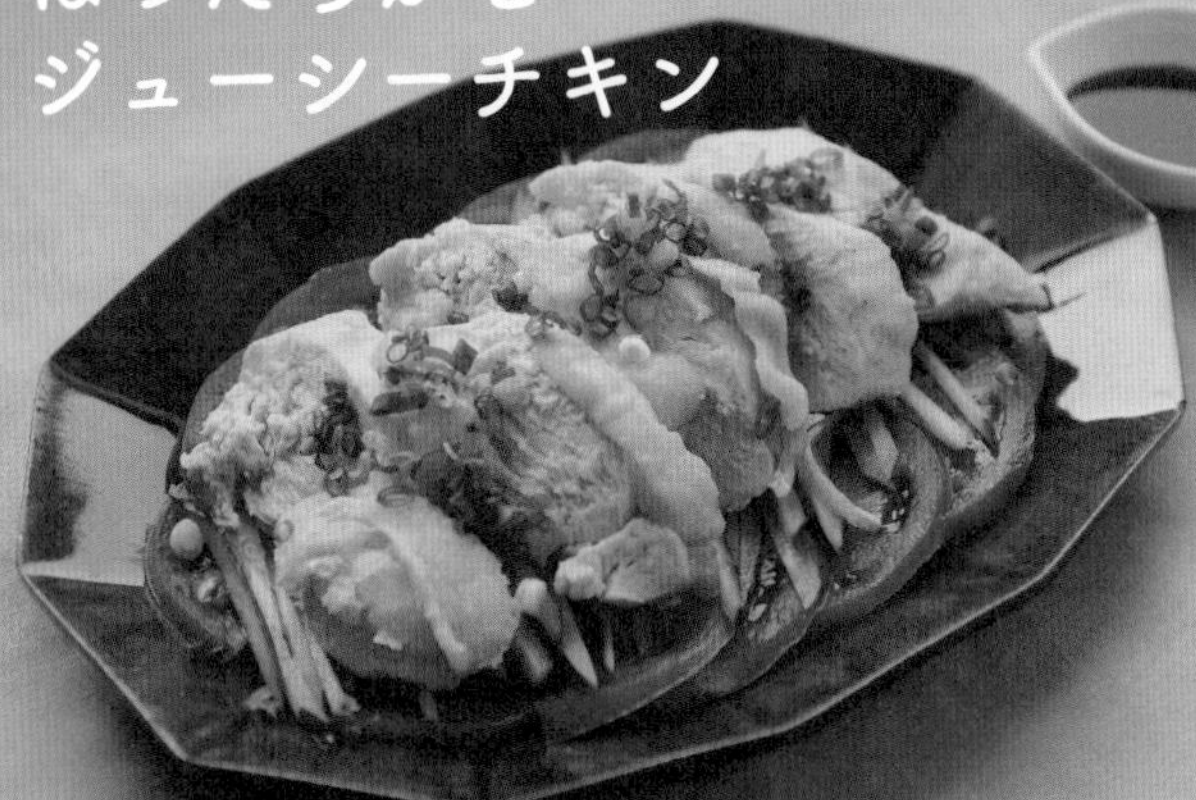

用意するもの（2食分）
鶏むね肉 ……1枚
長ネギ ……1/2本
ショウガ ……1かけ
ニンニク ……1かけ
塩·こしょう ……適量

つくり方
1　長ネギは斜め切りに、ショウガとニンニクは厚めにスライスする
2　鶏むね肉に塩·こしょうをしショウガとニンニクを貼りつける
3　長ネギとともに2を耐熱性食品用保存袋に入れ、袋から空気をしっかり抜いて口を閉じる
4　炊飯器に袋がつかるくらいの熱湯をそそぎ、3を入れて炊飯器のフタを閉じ、「保温」モードで1時間置く。好みの野菜と一緒に食べると◎

魔法の栄養食材 神7

3 魚の缶詰

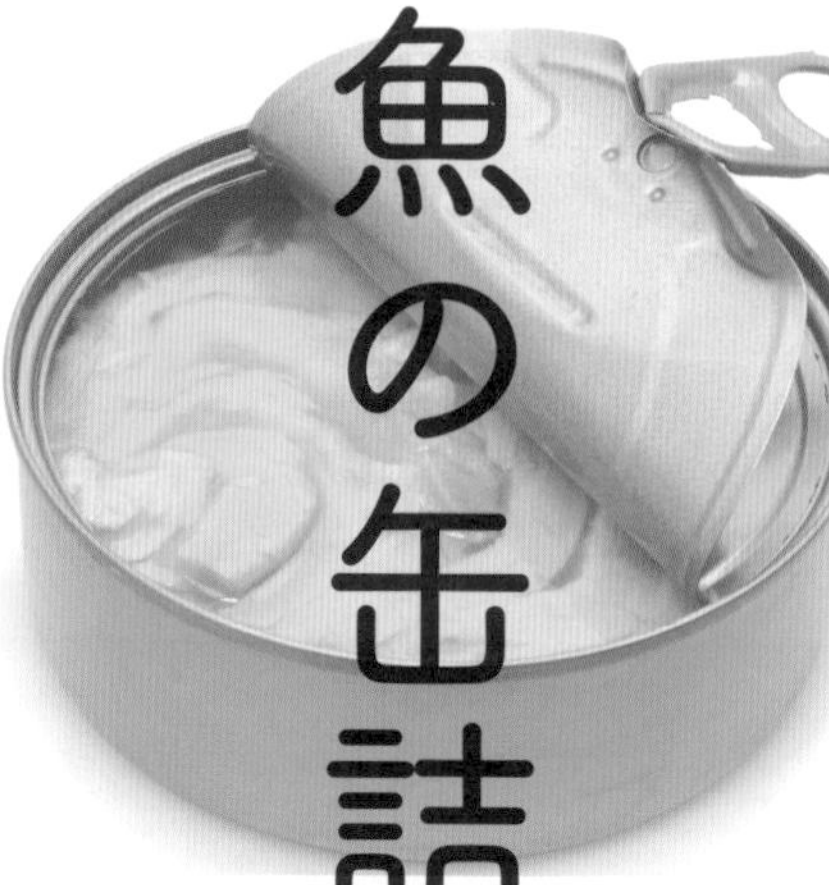

魚が新鮮なうちに調理され、可食部だけパッキングされているので、そのまま骨も食べられます。魚の栄養、カルシウム、オメガ3系脂肪酸（EPA、DHAなど）などを丸ごととれる。

だしなし味噌汁

ポイント：
魚の出汁があるからだしいらず、高タンパク！

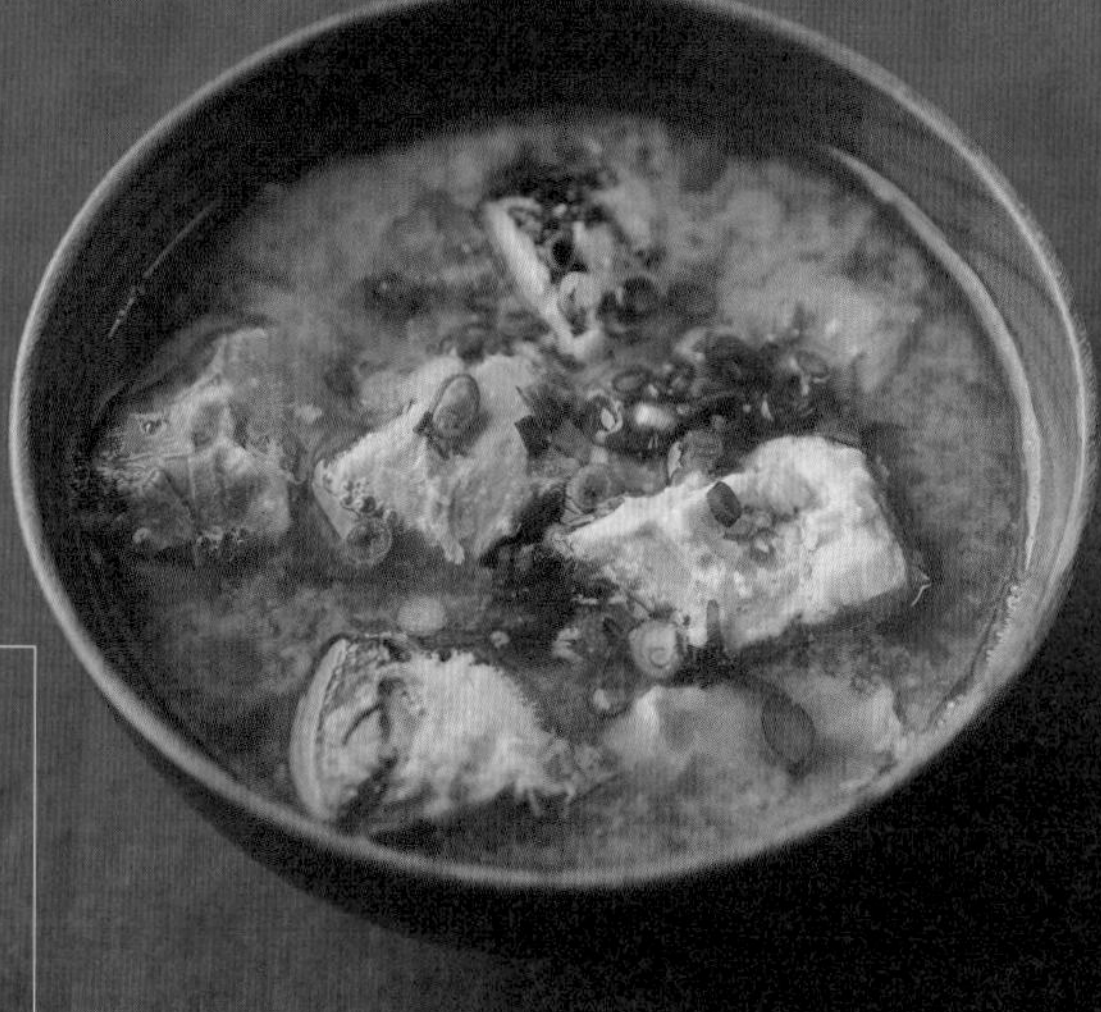

用意するもの（2食分）
サケ缶またはサバ水煮缶 …… 1缶
味噌 …… 約大さじ1杯
好みで味を決める
水 …… 300cc
小葱、ワカメ、シメジなど

つくり方
1. 小鍋に湯を沸かす。（きのこは水から入れる）
2. 沸騰したら缶詰を汁ごと鍋に移す
3. 味噌を溶かして、仕上げに小葱やワカメを散らす。

ブロッコリー

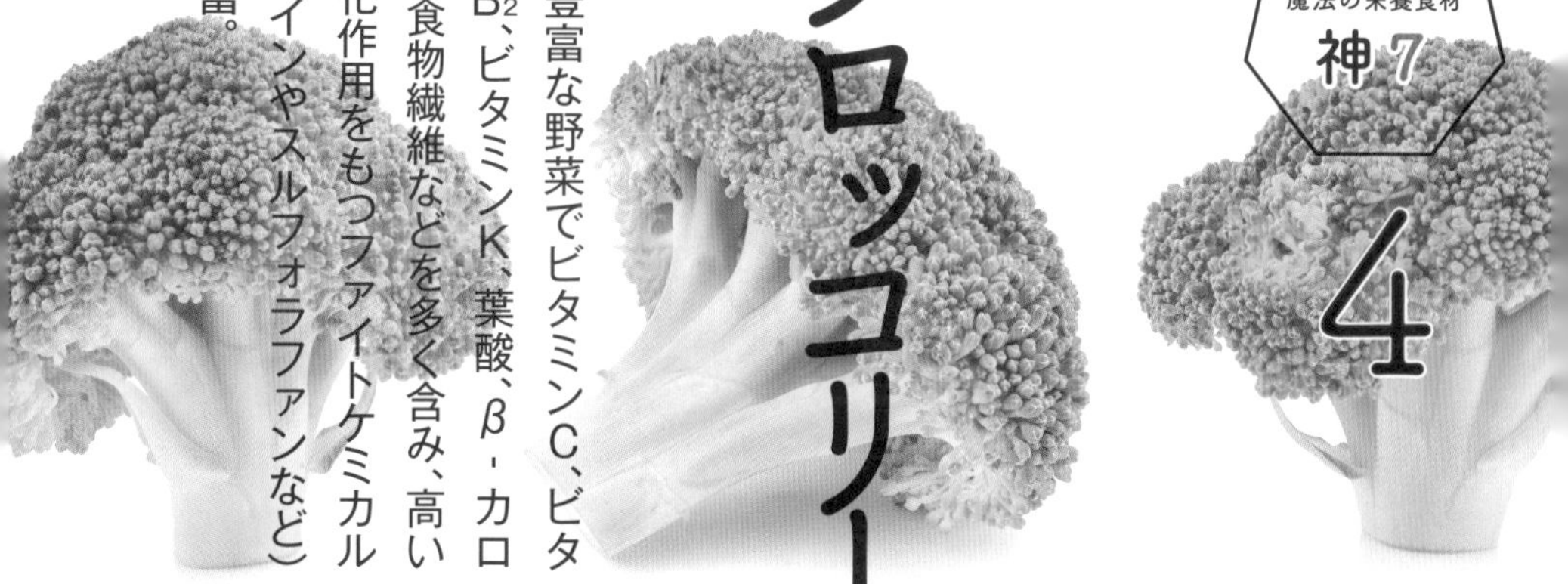

栄養豊富な野菜でビタミンC、ビタミンB_2、ビタミンK、葉酸、β-カロテン、食物繊維などを多く含み、高い抗酸化作用をもつファイトケミカル（ルテインやスルフォラファンなど）も豊富。

食欲アップのきっかけになるポタージュ

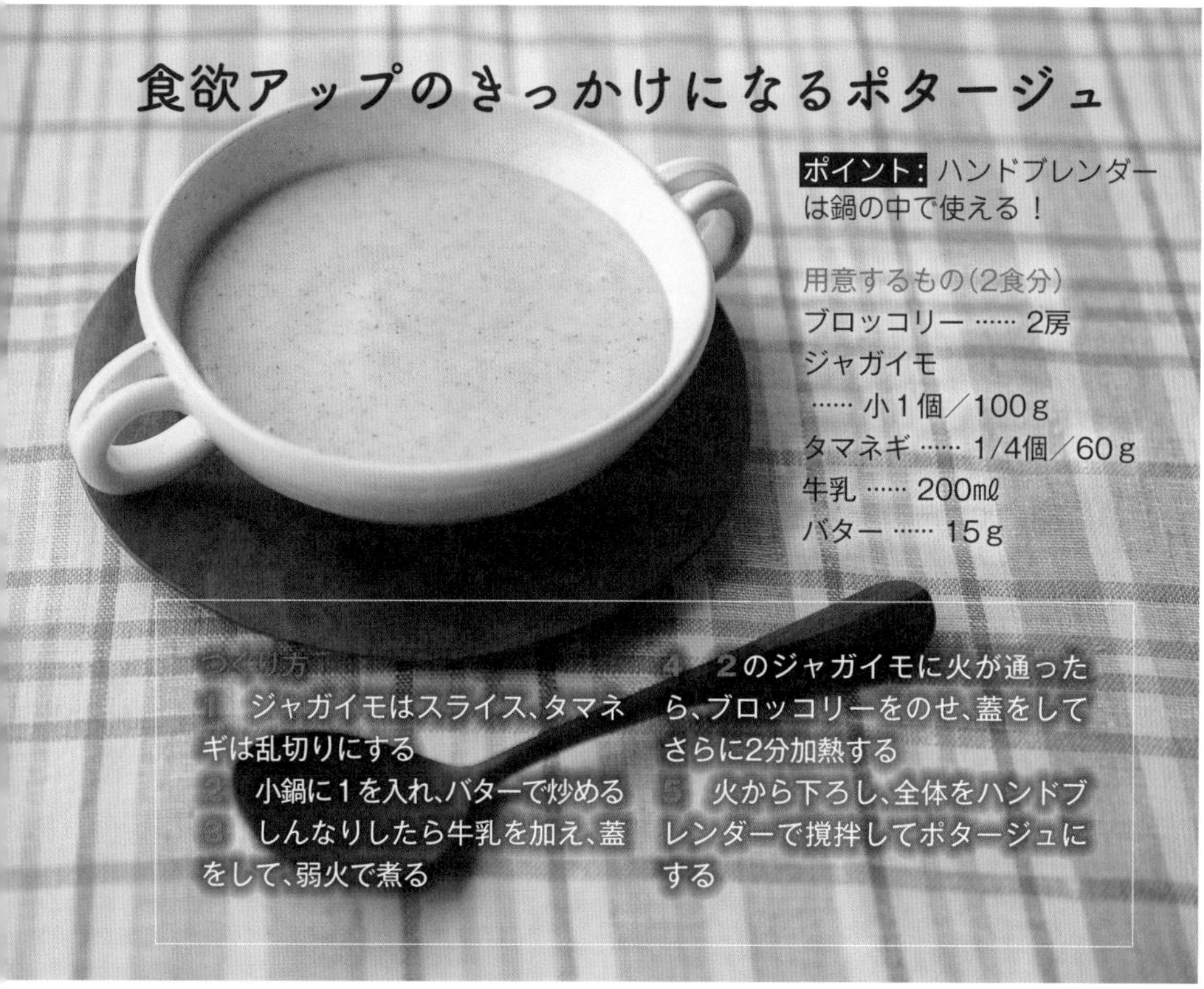

ポイント：ハンドブレンダーは鍋の中で使える！

用意するもの（2食分）

ブロッコリー …… 2房

ジャガイモ …… 小1個／100g

タマネギ …… 1/4個／60g

牛乳 …… 200mℓ

バター …… 15g

つくり方

1　ジャガイモはスライス、タマネギは乱切りにする

2　小鍋に1を入れ、バターで炒める

3　しんなりしたら牛乳を加え、蓋をして、弱火で煮る

4　2のジャガイモに火が通ったら、ブロッコリーをのせ、蓋をしてさらに2分加熱する

5　火から下ろし、全体をハンドブレンダーで撹拌してポタージュにする

魔法の栄養食材 神7

5

小松菜

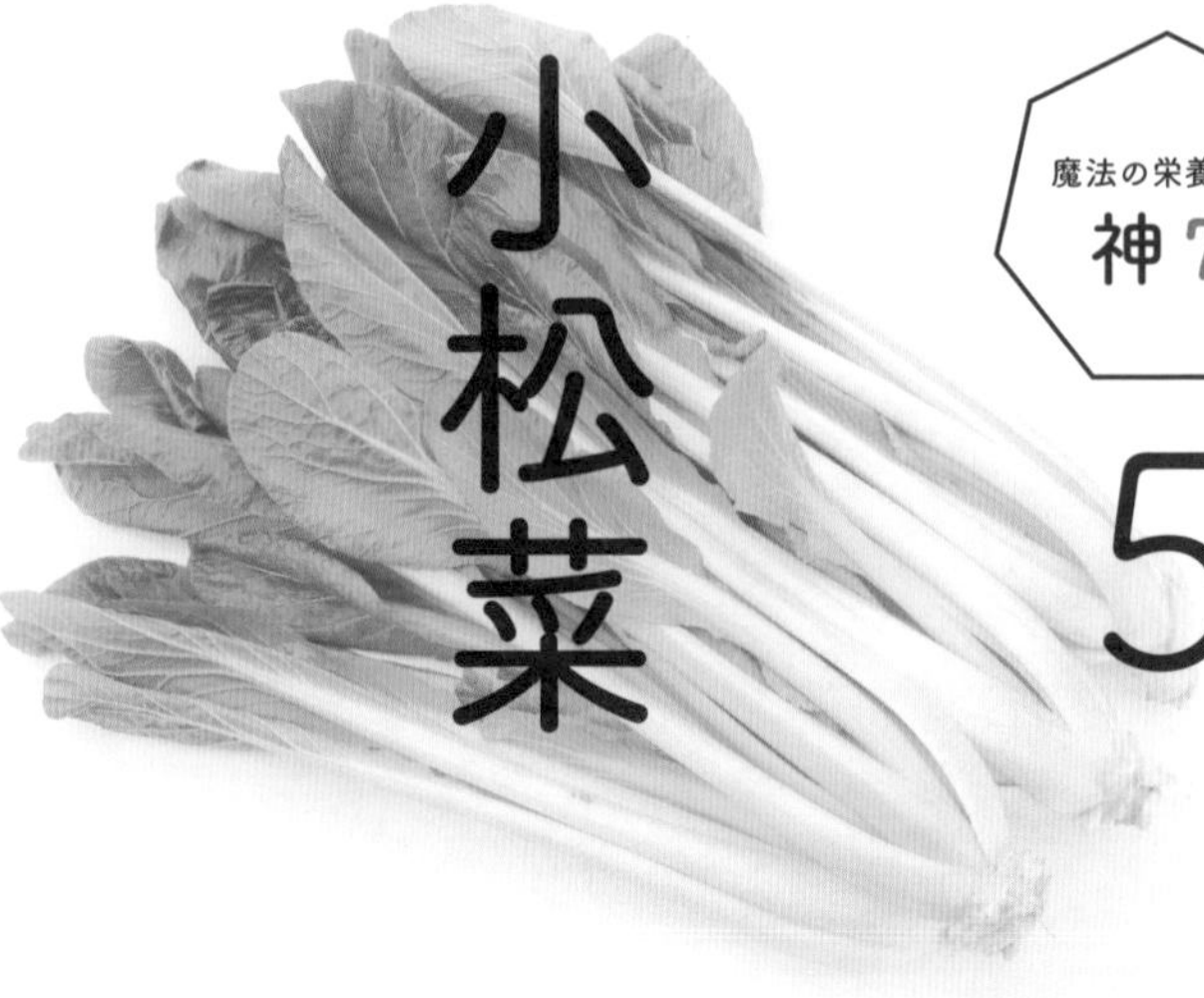

生でも加熱しても栄養の吸収が変わらないうれしい野菜。小松菜の旬は冬。夏に多い独特な辛味は、さっと茹でて冷凍することで軽減します。

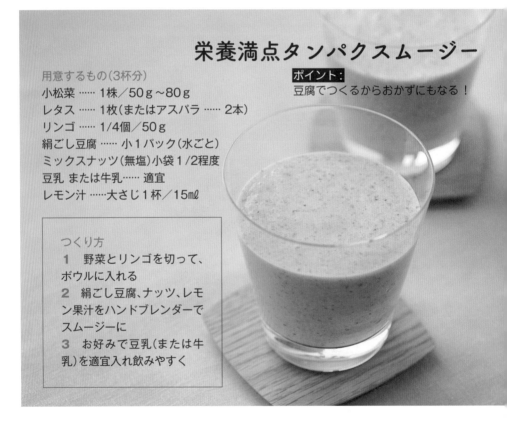

栄養満点タンパクスムージー

ポイント：
豆腐でつくるからおかずにもなる！

用意するもの（3杯分）

小松菜 …… 1株／50ｇ～80ｇ
レタス …… 1枚（またはアスパラ …… 2本）
リンゴ …… 1/4個／50ｇ
絹ごし豆腐 …… 小１パック（水ごと）
ミックスナッツ（無塩）小袋１/2程度
豆乳 または牛乳…… 適宜
レモン汁 ……大さじ１杯／15㎖

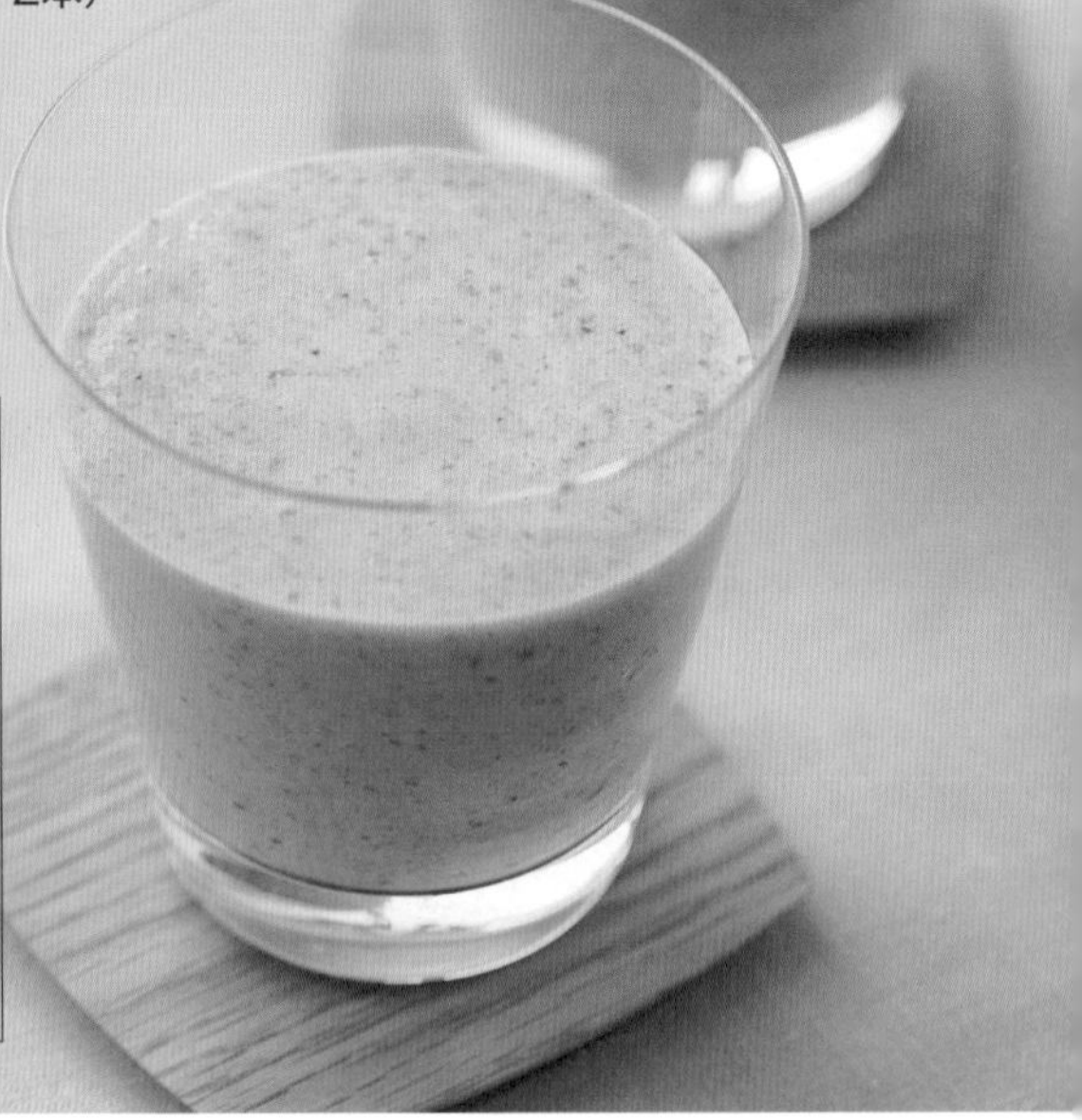

つくり方

1　野菜とリンゴを切って、ボウルに入れる
2　絹ごし豆腐、ナッツ、レモン果汁をハンドブレンダーでスムージーに
3　お好みで豆乳（または牛乳）を適宜入れ飲みやすく

魔法の栄養食材
神7

米 6

ごはん自体に三大栄養素（炭水化物〈糖質＋食物繊維〉、タンパク質、脂質）があり、ビタミンB_1・B_2、カルシウムやナトリウムも含まれます。

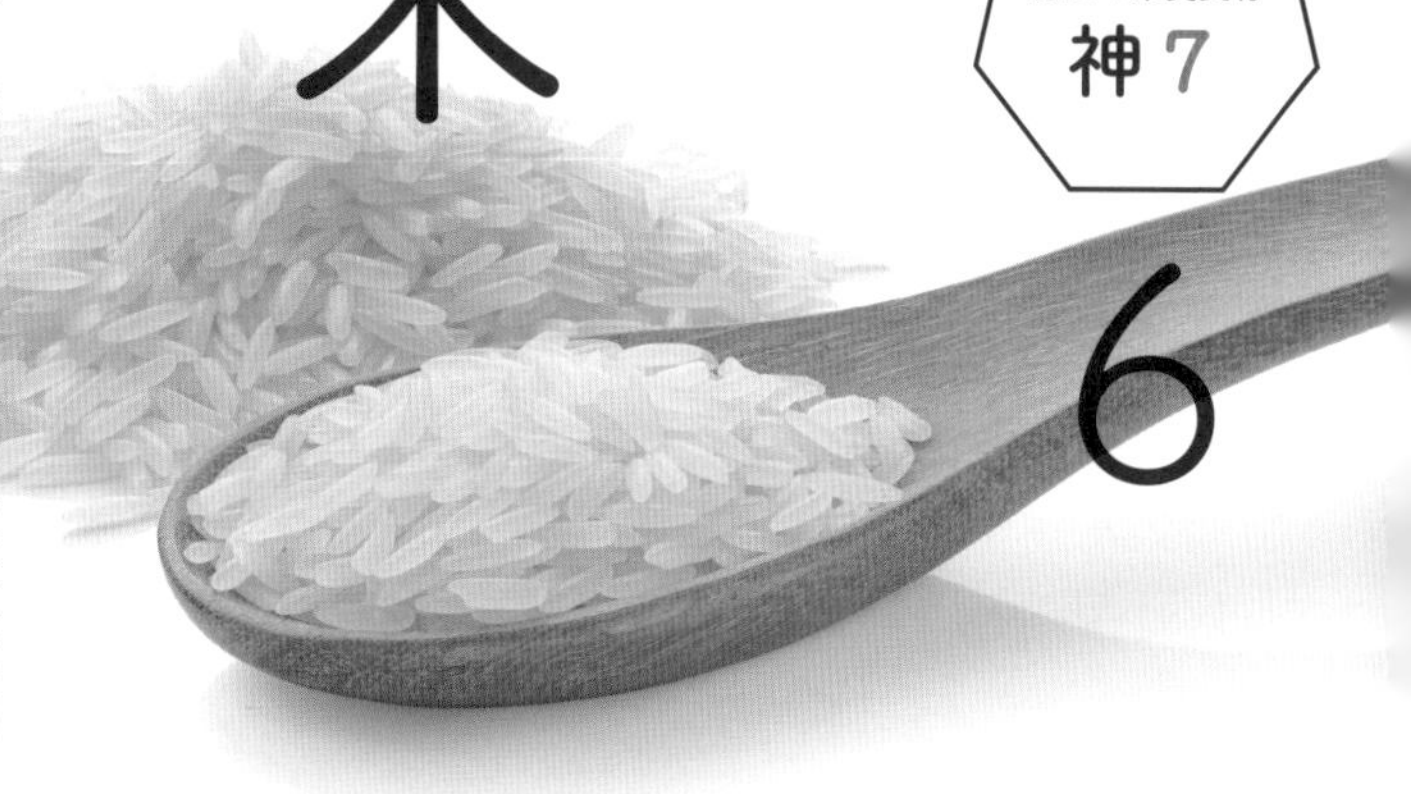

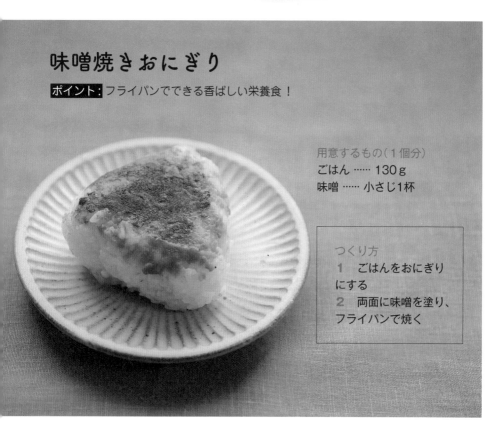

味噌焼きおにぎり

ポイント: フライパンでできる香ばしい栄養食！

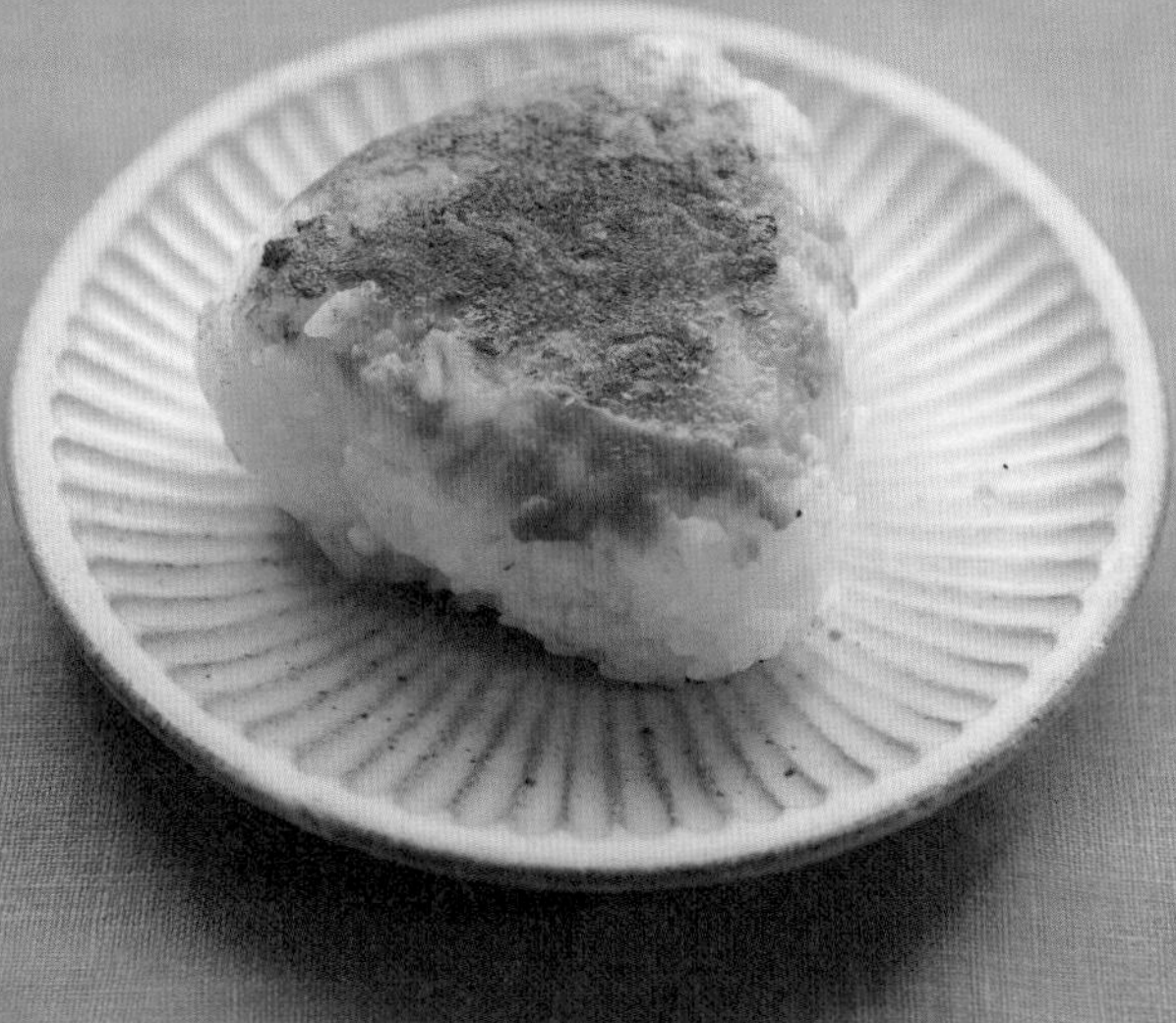

用意するもの（1個分）
ごはん …… 130g
味噌 …… 小さじ1杯

つくり方
1　ごはんをおにぎりにする
2　両面に味噌を塗り、フライパンで焼く

魔法の栄養食材
神7

サツマイモ 7

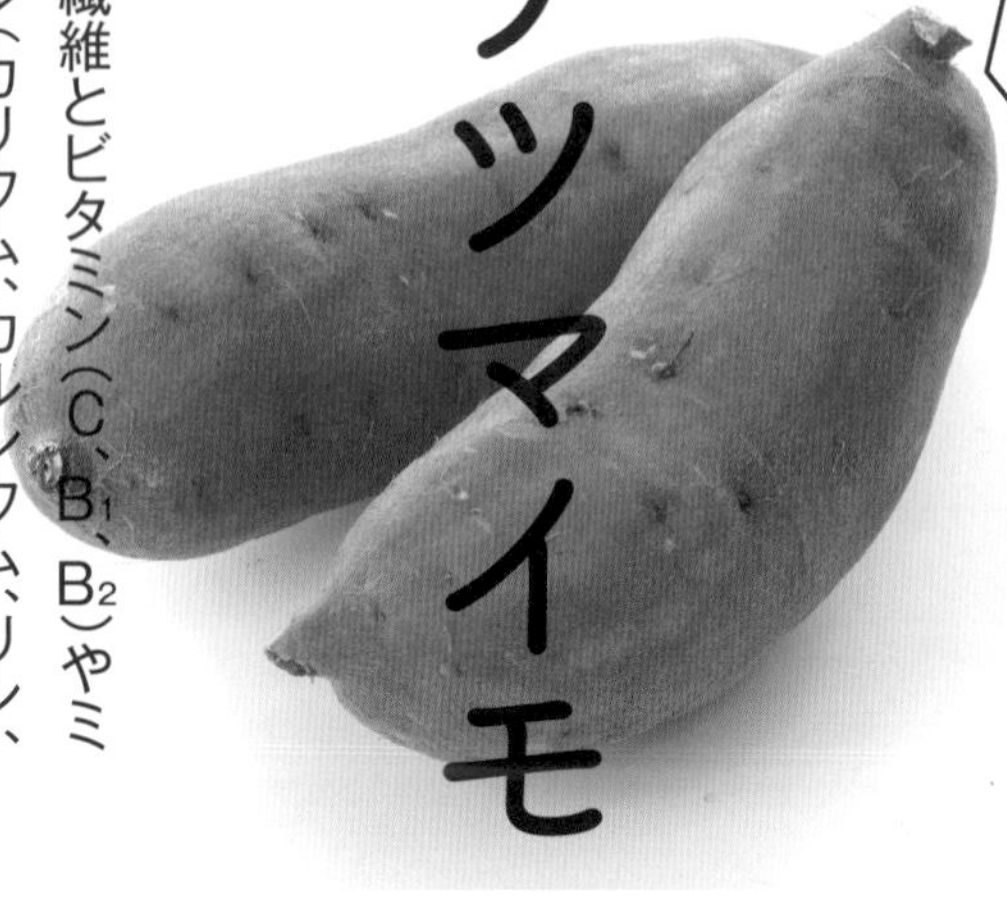

食物繊維とビタミン（C、B_1、B_2）やミネラル（カリウム、カルシウム、リン、鉄）、ファイトケミカル（β-カロテン）が豊富で、間食にももってこい。湿気のない場所で、常温で長期保存できます。

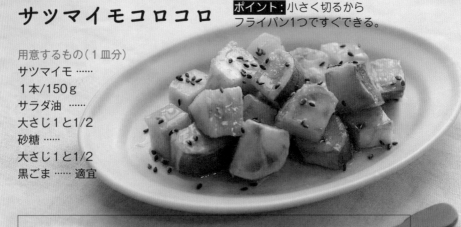

サツマイモコロコロ

ポイント： 小さく切るからフライパン1つですぐできる。

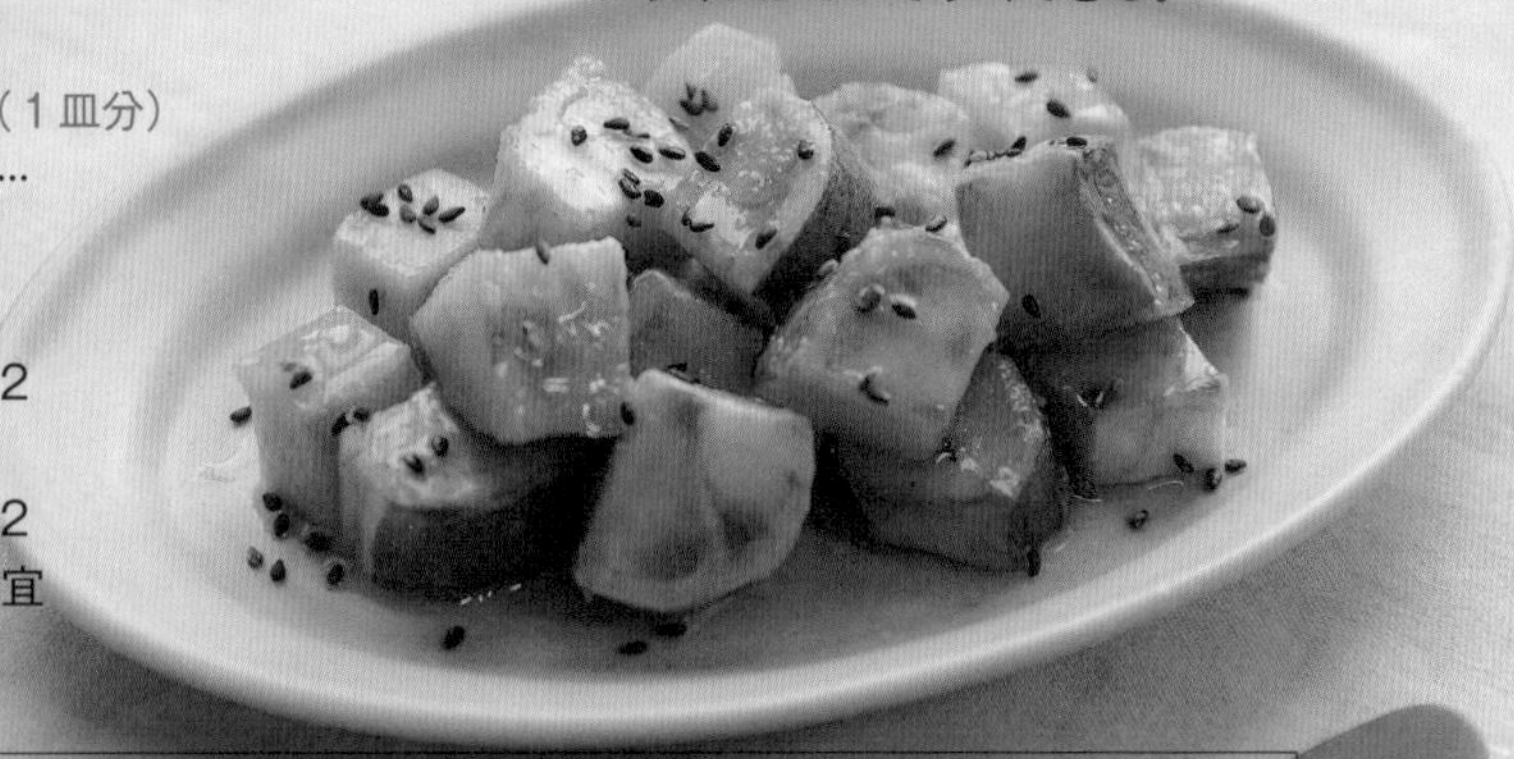

用意するもの（１皿分）

サツマイモ ……
１本/150ｇ
サラダ油 ……
大さじ1と1/2
砂糖 ……
大さじ1と1/2
黒ごま …… 適宜

つくり方

1 サツマイモを1.5cm角に切り、10分程水にさらした後、水気をとる。

2 冷たい状態のフライパンに油・砂糖を入れ、サツマイモを加えたら、蓋をして弱中火で4分ほど加熱する。

3 サツマイモが柔らかくなったら、強火にして表面がカリッとするまでゆすりながら加熱し、余分な油をふき取って盛り付ける。黒ごまを振る。

第3章

人生の終盤を襲う「低栄養」から身を守ろう

栄養不良にどう気づけばよいか

「やせてきた」は筋力低下の危険サイン⁉

中高年になったら何をどのくらい食べるといいかについてお伝えしましたが、この本でとくにお伝えしたいのが、高齢者に特徴的な栄養の問題、**「低栄養」による栄養障害**についてです。

中年世代には食べすぎで「過栄養」の問題が目立ち、生活習慣病のリスクを心配する人が多いですが、その後、10年、20年経つと、慢性的な栄養不良の状態である「低栄養」を起こす人が増えていきます。

「低栄養」は痩せていてBMIがとても低くなっている状態ですが、高齢の人が低栄養になる原因には、さまざまな理由で「食べられない」ことが増えるだけでなく、食に対する誤解や、持病の影響があります。

さらに、高齢期になるにつれ体が弱くなったり（フレイルといいます）、その一端で筋力が衰えたり（サルコペニアといいます）することで、低栄養と相関して悪循環を起こす状態になりやすいことなども関係しています。

高齢期にはBMIだけでは判断できない、栄養不良を起こしているケースも増えます。

それは中年時代から体の構成成分の比率が変化し、筋肉量が減少し、体内の水分量も減り、脂肪が増え、筋肉がつきにくくなることで起こる「相対的な肥満」タイプ。体脂肪や内臓脂肪が多く、筋肉が少ない人です。

先述の、「筋力が衰えている状態」に肥満が重なったもので、「サルコペニア肥満」と呼ばれます。一見すると太っているようには見えない人もいます。

下半身の筋肉は、誰もが20代以降は減少するとされています。

20代から筋肉が減って、徐々に運動量も減れば、さらに筋肉が減ります。高齢期に入ると、追い打ちをかけるように加齢により筋肉が減ります。

中年時代より体重が減ると、思わず喜んでしまいそうですが、実は落ちたのは脂肪ではなく筋肉ということがよくあります。太ったまま高齢になった人は、「サルコペニア肥満」

に移行しやすいのです。

「サルコペニア肥満」の人の栄養状態は「過栄養」で生活習慣病のリスクが高い中年と似ていて、生活習慣病のリスクも高い状態です。ただし高齢者の場合は、生活習慣病以上に、「脂肪が増えて、筋肉が落ちている」ことから、日常の活動に支障をきたし、さらなる筋力や運動機能の低下をまねき、要介護状態につながる原因となることのほうがより問題と考えられています。

このサルコペニア肥満は、医学界ではこれから日本における診断基準などが発表される予定の、まだ比較的新しい概念です。

とはいえ、栄養の現場を見渡してみると、その状態にある人はすでに多くいて、コロナ禍のもとで活動が低下し、体重が増えた人も多かった影響で、サルコペニア肥満の人も増えた印象をもっています。

低栄養と過栄養。真逆のようですが、高齢期にはどちらも「フレイル」「要介護」につながる原因となり、健康寿命を縮める直接的な原因になります。

どちらも、食事の内容や量の変化による「栄養不良」、代謝に障害を起こす「栄養障害」と呼ばれる状態です。

栄養が機能しなくなると、いのちを保つために体内で営まれるさまざまな「生体内化学反応」が停滞するため、病気になりやすく、病気やけがが治りにくくなって、いのちの危機につながります。

ひと月で何kgやせたら心配すべきか？

高齢の人の低栄養の危険を見つける目安は次の２つです。

- **体重が6カ月間で10％ほど減少（または1か月で5％以上、3か月で7・5％以上）**
- **BMIが18・5未満＝「やせ」の範囲である（これより下がるほど死亡率は高くなる）**

体重の変化とＢＭＩでリスクがあるのがわかったら、病院で受ける血液検査で血清アルブミン値、コレステロール値、ヘモグロビン値などを調べ、診断を受けましょう。

もしも低栄養であったなら、医師の診療を受けながら、管理栄養士から栄養障害の治療となる指導を受けて食生活を見直し、なるべく早く低栄養から脱出しなければいけません。高齢期には病気やけがで治療が必要になることが増えます。**低栄養の状態では「なりやすく、治りにくい」と同時に、治療によって生じる体への負担（「侵襲《しんしゅう》」と呼びます）をともなう場合には治療の継続が困難と判断され、十分な治療ができない場合もあります。**

簡単に言うと「栄養状態が悪いから、とても手術には耐えられない」といった判断になることがある、ということです。治療ができても、低栄養状態の人は侵襲のダメージが出やすく、予後がよくありません。

太ったまま年をとると「サルコペニア肥満」の危険大

一方、過栄養の危険について判断するのは難しく、さまざまな研究で、75歳以上の人の場合、ＢＭＩ判断基準では肥満とされる「25以上」の人が長生きするという結果も出ているため、持病の有無や病状によって個別に適切な減量・筋肉増強・栄養ケアを行うのが望ましいです。

というのも、先にご説明した、太ったまま高齢になり、筋力が低下してしまった状態の「サルコペニア肥満」では、糖尿病、脂質異常症、高尿酸血症、冠動脈疾患、脳血管障害、脂肪肝といった生活習慣病をすでに合併していることが多いからです。

しかし、しっかり栄養をとりながら、体重を落として脂肪細胞を減らしていけば、こうした生活習慣病に関係するホルモン分泌などが変わり、栄養状態と病状の両方を改善していくことができる場合があります。

まずは標準体重まで減量できなくても、**現体重から3％以上の減量**を目標にし、筋肉を維持・増強しながら達成しましょう。それには個別対応がどうしても必要になります。

1日1回は必ず体重計にのるクセづけを

BMIの判断の目安は90ページの表のとおり、65歳以上は21・5未満を「痩せ」、25以上を「肥満」とします。通常私は健康全体のことを考え、BMIは「50～64歳では20・0～24・9、65歳以上では21・5～24・9の範囲をめざす」を基準に栄養ケアをしています。

ただしBMIだけで評価せず、体調（元気さ、睡眠、排泄などを含める）がよく、6カ月～年単位でＢＭＩの変化がほとんどない場合には心配しすぎることはない、と考えます。

たとえば、Ａさん（72歳女性、身長１５６㎝）は60代からＢＭＩが20・５～22・６の間で安定していて、お元気です。定期的に健康診断を受けていて、いまのところ歯科、眼科、整形外科には通院していますが、内科の持病はありません。

朝、起きたときにちゃんとお腹が空いていて、ほぼ欠食せず、毎日３回ごはんを食べていて、地域のお仲間と体操やグラウンドゴルフを続けています。ＢＭＩ20・５は「痩せ」に入りますが問題なし、です。体重でいうと、50～55㎏の間で落ち着いているので、特別な助言はせず、経過を見守っています。

Ｂさん（76歳男性、身長１５９㎝）は８年前に一大決心をしてダイエットし、７㎏減量を達成しました。以降、大きなリバウンドもなく、ＢＭＩは24・５～26・５の間で安定していて、やはりお元気です。血圧がちょっと高いので、服薬治療をしていますが、毎朝・晩の血圧測定も続け、薬でコントロールできています。

ごはんが大好きで、つい食べすぎてしまうこともあるのですが、町会活動やウォーキングで体を動かすなど、健康づくり全般に気をつけているので、コロナ禍でも体重が大きく増えることはありませんでした。BMI26・5は「肥満」に入りますが問題なし、です。体重でいうと、62〜67kgの間で落ち着いています。

つまり、BMIの判断も臨機応変でOK。6カ月程度にわたり、BMI値の上下幅が3程度の範囲で安定していて、それが「標準」と大差なく、体調がよければ、問題なしです。

体が軽くなりすぎ、ふらふらして力が出ない。体が重くなり、立ち上がるときひざが痛い。そんなふうに感じるようになったら、食事を見直して体重の調整を。食生活に少しの工夫をすれば、3カ月で体は変わります。

BMI、心身の変化、体調について自らに問い、食生活や活動、運動で調整する習慣をもって、低栄養による健康被害を防いでいきましょう!

ＢＭＩはこう求めます

体重(kg) ÷ 身長(m) ÷ 身長(m) ＝ BMI(kg/㎡)

身長が160cm、体重が60kgの人の場合

60(kg) ÷ 1.6(m) ÷ 1.6(m) ＝ BMI 23.4kg/㎡

身長が150cm、体重が48kgの人の場合

48(kg) ÷ 1.5(m) ÷ 1.5(m) ＝ BMI 21.3kg/㎡

年齢によって適正なＢＭＩは違います

年齢	痩せ	標準	肥満	高度肥満
18～49歳	18.5未満	18.5～24.9	25以上	30以上
50～64歳	20未満	20.0～24.9	〃	〃
65歳以上	21.5未満	21.5～24.9	〃	〃

出典：厚生労働省「日本人の食事摂取基準（2020年版）」

郵便はがき

料金受取人払郵便

新宿北局承認

9181

差出有効期間
2026年1月
31日まで
切手を貼らずに
お出しください。

169-8790

174

東京都新宿区
北新宿2-21-1
新宿フロントタワー29F

サンマーク出版愛読者係行

ご住所	〒 都道府県	
フリガナ		☎ ( )
お名前		
電子メールアドレス		

ご記入されたご住所、お名前、メールアドレスなどは企画の参考、企画用アンケートの依頼、および商品情報の案内の目的にのみ使用するもので、他の目的では使用いたしません。
尚、下記をご希望の方には無料で郵送いたしますので、□欄に✓印を記入し投函して下さい。
□サンマーク出版発行図書目録

1 お買い求めいただいた本の名。

2 本書をお読みになった感想。

3 お買い求めになった書店名。

市・区・郡　　　　町・村　　　　書店

4 本書をお買い求めになった動機は?

・書店で見て　　・人にすすめられて
・新聞広告を見て(朝日・読売・毎日・日経・その他＝　　　)
・雑誌広告を見て(掲載誌＝　　　)
・その他(　　　)

ご購読ありがとうございます。今後の出版物の参考とさせていただきますので、上記のアンケートにお答えください。**抽選で毎月10名の方に図書カード(1000円分)をお送りします。**なお、ご記入いただいた個人情報以外のデータは編集資料の他、広告に使用させていただく場合がございます。

5 下記、ご記入お願いします。

ご職業	1 会社員(業種　　) 2 自営業(業種　　) 3 公務員(職種　　) 4 学生(中・高・高専・大・専門・院) 5 主婦　6 その他(　　)		
性別	男・女	年齢	歳

「ちょっとしたきっかけ」から「低栄養」が始まる

自分なりの幅の中でBMIがいくらかアップダウンすることを心配しすぎることはありません。しかし、高齢者が「低栄養」になってしまう原因は、いくつもあります。食べること以外にも、生活や環境の変化、メンタルの影響など、さまざまな理由で「食べられない」は起こるのです。

「え、そんなことで？」と思うような、ちょっとしたことから「食べられない」が始まることも！ 高齢期に入ったら、しばらく体重・BMIに変化がない人も、可能性があることとして「原因」を知っておくことが大切です。

食生活は家庭の内側のことなので、外部からはわかりにくく、私たち医療の専門職が関わるのは重症化してからであることがほとんどです。そうなる前に見つけ、重症化を防ぐことが本当に大切だから、「自分が主治医」と思って、ときどきチェックしてみましょう。

【高齢の人が食べられなくなる「さまざまな理由」】

食べているつもりで、食べられていない

- 中年世代から徐々に食べる量が減り、なおかつ消化吸収能力が低下してきた
- 朝昼はほぼ変わらない食事をとっているが、夕食の量が減った
- 食事の回数が3回から2回になった
- 間食の回数と量が減った
- 1つのお弁当を一度に食べきれず、残飯を捨てている
- 1つのお弁当を一度に食べきれず、2回に分けて食べている
- 高齢になったら活動量が減ったから粗食でいいと思っている
- 痩せているほうが健康にいいと信じている
- 特定の食べ物、食べ方にこだわりがある
- 若いころに受けた「生活習慣病を予防するための食事指導」を続けて守っている
- 調理ができなくなった、怖くなった
- ごはんの代わりに菓子や果物で済ます
- お餅やそうめん、おにぎり、パンだけ食べている

●最近の夏は暑くて、口当たりのいいものしか食べられない
●あまりお腹が空いていると感じない、食欲がない
●食事が「おいしい」「楽しい」と思えない
●とくに食事をおいしく、楽しくするように工夫はしていない

食べる機能の低下や、口や歯、目のトラブル
●硬いものが食べられないから、柔らかいものを選んで食べるようになった
●唾液が出ず、口の中が乾いていて、食べづらい
●歯が弱り（義歯が合わず）、よく噛めない
●食べ物を飲み込んだあと、口の中に残っていることが増えた
●食事中にむせることが増えた
●味がわからなくなった
●食べ物がよく見えなくて、何を食べているかよくわからない
●下痢や便秘、頻尿などが心配で飲食を控えている
●食事にかかる時間が長くなり、食べると疲れる

体調不良や病気、けが、それらの治療の影響、薬の副作用

- 持病の薬の量が多くて、薬でお腹がいっぱいになる
- 食後に薬を飲まなければならないと思うと、ごはんを食べるのが憂うつ
- 夜に眠れず、日中に眠くて、食事どころではない
- 意識がもうろうとしていて、食事に集中できない
- 呼吸が安定していなくて、食事どころではない
- 食事の間ずっと姿勢を保っていられない

その他

- 家族の介護や看護で自分の食事がおろそかになりがち
- 身近な人が亡くなるなどでショックを受け心理的ストレスがある
- 食料品の買い物が不便、できない
- お金がなくて、十分な食事を用意できない
- いつもひとりで食べていて食欲がわかない

食べる機能の老化を見逃さない！

次に食生活を見直すとよいタイミングについて紹介しますが、その前に、お口の「食べる機能」の老化について、ちょっと触れます。

食事のとき、食べ物を認識し、食べる意欲をもって口に運び、噛んで、飲み込みやすい塊（食塊）をつくり、喉の奥に送るまでは「摂食《せっしょく》」、飲み込んで、食道→胃に送るのを「嚥下《えんげ》」といいます。こうした機能が衰えてしまうと、食べたくても食べられず、低栄養のリスクになってしまいます。

嚥下の機能が低下し、誤って気道に唾液や食べ物が入るのは「誤嚥《ごえん》」です。誤嚥は、高齢の人が命を落とす病気、誤嚥性肺炎の原因として、ご存知の人も多いかもしれません。

高齢社会になって、誤嚥性肺炎がクローズアップされ、「食事中にむせたら危ない」と注意する人が増えました。確かに、むせるのは誤嚥を防ごうとする体の反射ですから、むせが頻繁に出るようになったら、嚥下機能が衰えているサインと言えます。

ただし、一般的には誤嚥（嚥下機能の低下）より先に、摂食機能の低下が目立つことが

多いです。はじまりとして多い症状は「硬いもの×」。食生活が「柔らかいもの」に偏っても、別の物が食べられるうちは〝問題〟とは思われにくいのです。

肉や野菜を食べないでいると、噛む力はさらに弱くなり、次々と好物が食べられなくなることで、食欲低下や低栄養、ひきこもり、孤立といった問題に発展することもあります。

予防のためには毎日、摂食～嚥下のあらゆる機能を「しっかり使う」が大切！

私が栄養ケアで関わっている歯科では、噛む力が衰えたお年寄りに「黒豆の入ったおせんべい」を出して、噛みしめる練習をしてもらっています。

噛めないから柔らかいもの、ではなく、噛む力を取り戻す練習をする。おいしいおせんべいだと、みなさん食べたくて、頑張って食べます。黒豆の皮が歯間にはさまったりして、難易度は高いけれど、おいしくて、みんなが一緒だと案外、食べられてしまう。

ギブアップする人には別の方法を提案しますが、練習できる人には、疲れない程度に、ゆっくり噛みしめてもらっています。

食生活を点検・改善したい3つのタイミング

食生活を見直すのは、いつ始めてもよいことです。とはいえ「きっかけ」があったほうが取り組みやすいかもしれませんね。運動を始めることや、生活環境の変化、あるいは、病気になるのも、食生活を変えるきっかけになります。自分のこれまでの食生活を振り返り、点検し、改善しようとする人はとても多いです。

最後の章でくわしく紹介しますが、病気になった原因を「食生活」と考え、治療がすこしでもうまくいくように、自分ができることをしたいと思う人が多いのです。

しかしできれば「病気になる前」に、小さな変化に気づき、より健康になるきっかけとして「食べる」を見直していただきたい。ぜひ、次のタイミングがあったら、食生活を点検し、改善する工夫をしましょう。

【痩せてきた】

1週間で2%、1カ月で5%、3カ月で7・5%、6カ月で10%以上の体重減少があったら、自力で「たくさん食べて太ろう」とするのではなく、医療を受け、「痩せてきただけ」かを確かめて、治療として栄養指導を受けましょう。

1週間で2%、1カ月で5%、半年で10%というのは、50kgの人の場合、1週間で1kg、

1カ月で2・5kg、半年で5kg減ということです。

もう少しスローペースで体重に変化があるなら、次のような原因がないか考えて、まず原因に対処を（対処法は↓以下）。その上で、本書にある食生活を見直す工夫をできそうなことから試し、しっかり食べていきましょう。

●食べたいが、適量が食べられない　↓食事の回数を増やす、間食をとる

●息切れや息苦しさを感じる　↓食事前、食事中にも休憩する、食器を軽くする

●夜間によく眠れない　↓生活習慣を見直し、昼寝をしない、散歩に出かける

●病気の治療中で、代謝に変化が起きている　↓好きなタイミングで食事できるよう、簡便な食事（たまごや缶詰・おつまみなど）を準備する

●見えづらく、調理や食べる気がしない　↓無地の器に盛る、香りを活かし旬の食材を使う

●噛む・飲み込むなどがうまくできない、むせる　↓「摂食嚥下障害」の診察を受ける

●義歯が合っていない　↓歯科で相談

●硬いものが食べられない　↓ペースト状にしたり形状を工夫する、歯科で相談

● 食べ物の調達や食事の用意、片付けができなくなった　→使える調理機器を見直す、総菜のアレンジ方法を工夫する、レトルト食品を利用する

【食欲がない】

「食欲がない」をセルフケアする方法は5章にくわしく掲載しますので、そちらを参考にしてください。ただし、以下のような点が原因と思うなら受診し、原因を確かめて、治療として食事指導を受けましょう。

● 腹部膨満感が続いている　→内科を受診
● 便秘が続いている　→内科を受診
● 病気の治療中で、代謝に変化が起きている　→主治医に相談
● 嗅覚、味覚が変わって食べられない　→内科または耳鼻咽喉科を受診
● 噛む、飲み込むなどがうまくできない、むせる　→「摂食嚥下障害」の診察を受ける
● 硬いものが食べられない　→歯科で相談
● 義歯が合っていない　→歯科で相談

●口内炎など口の中のトラブルが続いて食べられない　↓口腔外科または内科を受診

【太ってきた】

ＢＭＩを計測することを日課にします。

ＢＭＩが25以上で糖尿病や高血圧、脂質異常などの健康障害があるときには、管理栄養士と一緒に目標を決めて体重減少をめざしましょう。ＢＭＩが30以上は肥満です。肥満は死亡原因としての順位も高く、認知症の発症とも関連します。専門家の伴走でまず原因に対処します（対処法は↓以下）。

●ごはん、パン、麺、餅など炭水化物ばかり食べている　↓栄養バランスを改善する

●間食、清涼飲料水が多い　↓甘いものを控え、栄養バランスを改善する

●噛む、飲み込むなどがうまくできない、むせる　↓「摂食嚥下障害」の診察を受ける

●硬いものが食べられない　↓「食形態」を工夫する、歯科で相談

●義歯が合っていない　↓歯科で相談

●便秘が続いている　↓内科を受診

●足腰が痛くて、活動できない　↓整形外科を受診
●病気の治療中で、代謝に変化が起きている　↓主治医に相談
●買い物や調理の経験がなく、適量がわからない　↓管理栄養士、ケアマネジャーに相談
●経済的な問題で食生活を変えられない　↓福祉・介護の支援を検討
●食生活に独自のこだわりがあり、変えられない　↓管理栄養士に相談
●食べたことを忘れてしまう　↓軽度認知障害（MCI）や認知症の診察を受ける

離れている親の「食べる」の守り方

親が高齢になると、健康状態や生活状況が心配です。同居していない場合、暮らしの詳細がわからないので、より心配になりますね。

しかし、ただ気をもんでいるだけでは、心配は募るばかりです。先にも述べたとおり、ささいなきっかけで「食べられない」は起こり、年齢を重ねるほどその機会は増えます。例外なく、低栄養のリスクは誰にもあるのです。心配が浮かんだら、即、親に連絡して、

確かめましょう。

ちゃんとごはんを食べているかな？　そう思ったら、後回しにせず電話なり、メールなりで尋ねます。会話のキャッチボールで具体的に聞き、本書で紹介している食事量や、回数、内容がとれているか、体重減少や体調不良、生活の不便などがないか、確認します。

とはいえ、親心で話にウソが交じることもあり、できなくなってきたことに話が及ぶのを嫌って、感情を害したり、アドバイスを拒んだりする場合もよくあると思います。

自分は親だ。そんな気概が、子どもの話を素直に聞くのを阻むことがあるのではないでしょうか。プライドに配慮して、現状を否定せず、なるべく思いや希望を引き出すように、話をしましょう。

ぜひご自分の話、何を食べたとか、健康診断の結果なども報告し、一方的な「詰問」にならないように、配慮をしてください。ですから、ベタな手段ではありますが、「ホウレンソウ（報告・連絡・相談）」で、食生活や健康の状態や変化についてわかり合っている関係を維持していただきたいと思います。

とはいえ家族だからこそ、それが難しい場合もありますね。そのような場合は、親の身近にいる人にひと声かけ、何か変化を感じたら連絡がもらえるように、連絡先を交換しておきましょう。

親が独居の場合はとくに、親の友人、最寄りの親戚、ご近所さんなど、親の親しい人など数名に事情を伝え、様子を見たり、知らせたりしてもらう備えを。また、介護保険を利用しているなら、ケアマネジャーとは面談をしておくとよいと思います。持病で通院しているなら、一度は診察日に同行し、主治医とも顔見知りになっておきましょう。

親にも、自分が心配だから親の身近な人と付き合いをもっておきたいと伝え、行動を。勝手にすると、トラブルのもとになることもあります。そんな必要ないと言われても、「自分が心配だから」と食い下がって理解を求めるのがいいかもしれません。親の気質を考え、配慮ある行動をとることが、自分にとってもいい結果をまねくと思います。

そして、本書をお読みのご高齢の方で、家族と離れて住んでおられる方は、ぜひこのような備えを自分からお子さんなどに求めてください。何もないかもしれないけれど、何かあったとき、早めに連絡がとり合えると安心なものです。

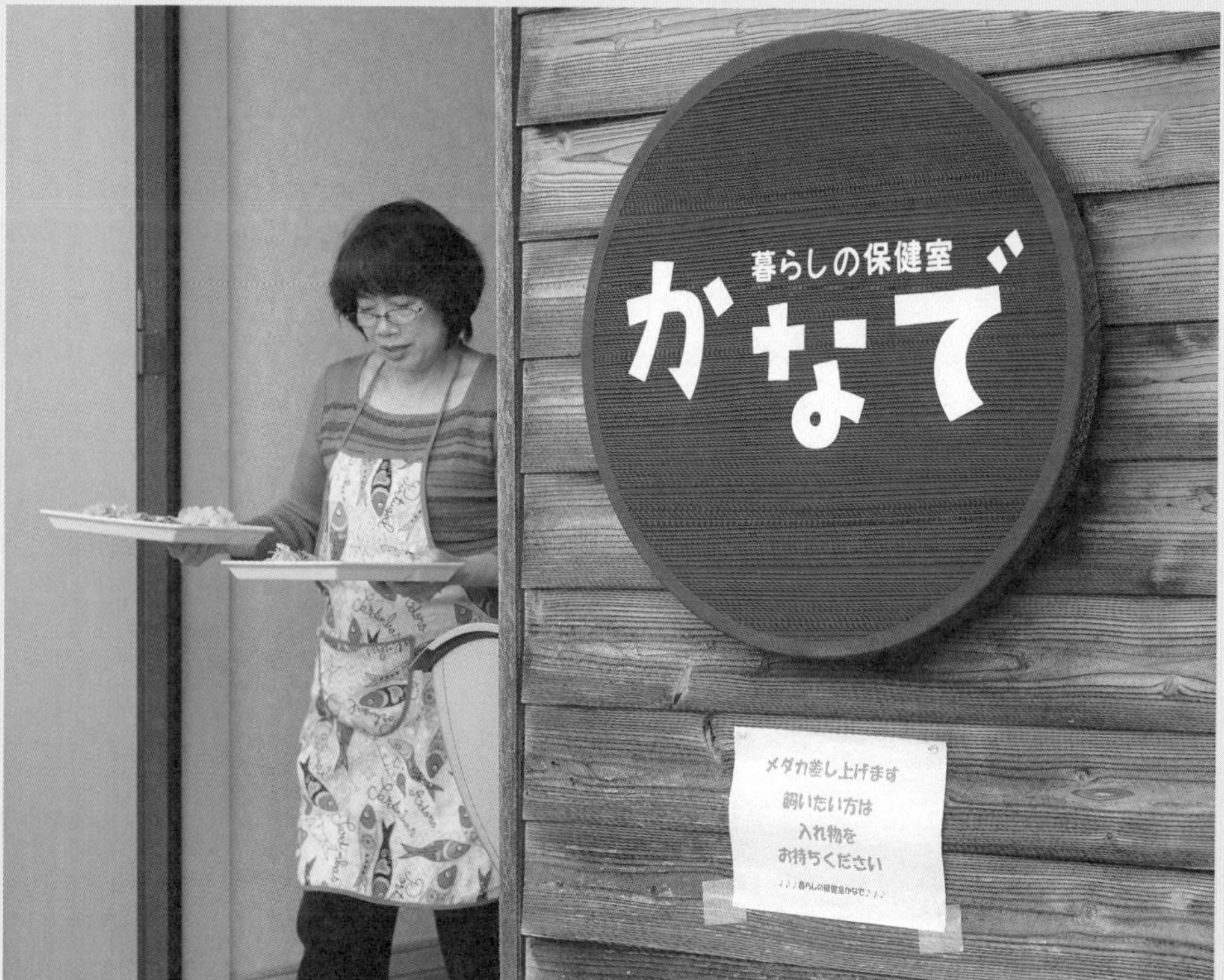
暮らしの保健室
かなで
メダカ差し上げます
飼いたい方は
入れ物を
お持ちください

第4章

「長生き食」を支える習慣術

食にわざあり！　元気な理由がわかる「食べ方」

健啖家の上手な「手抜き」と「こだわり」

本書の冒頭で、「健啖家は長生き」と書きましたが、年齢を重ねても健啖家であり続けるのは容易ではないことです。60代の私も、実際のところまだそれがどれほど大変なことか、本当にわかっているわけではないと思うけれど、想像できます。年齢にかかわらず、ふとしたきっかけで「食べる」が弱ってしまった人をたくさん見てきたからです。

しかし、ご長寿の健啖家はさすが、ちょっとした知恵や工夫で「食べる」を保ってこられたのです。

「食べる」が弱りそうになったとき、リカバーする知恵や工夫、食欲をアップする秘策もありますし、面倒に感じる調理や片付けを「上手に手抜き」して、負担を減らしています。そして「食べる」を支える生活習慣にも見習う点は多い。

この章ではこれまで私がさまざまな活動の中で長寿の先輩たちから学び、いまはみなさ

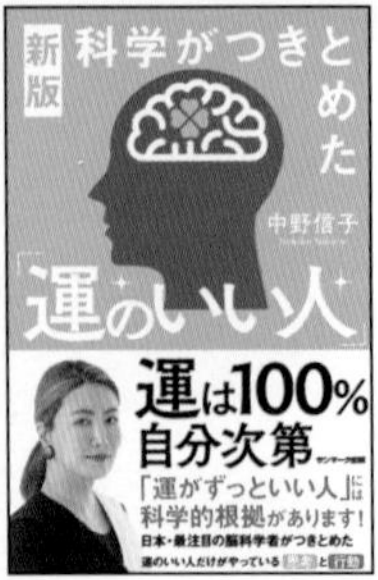

新版 科学がつきとめた「運のいい人」

中野信子 著

運は100%自分次第！「運がずっといい人」には科学的根拠があります！日本再注目の脳科学者がつきとめた運のいい人だけがやっている思考と行動。強運は行動習慣の結果です！

定価＝1650円（10%税込）978-4-7631-4080-7

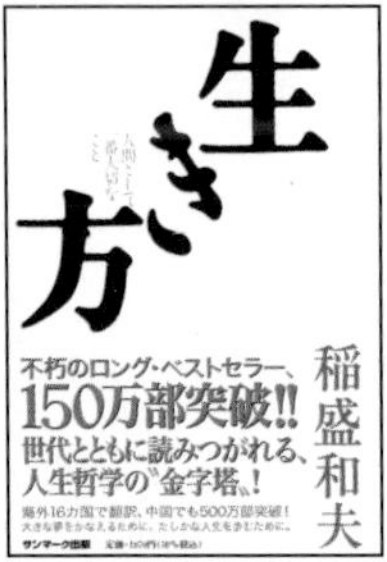

生き方

稲盛和夫 著

大きな夢をかなえ、たしかな人生を歩むために一番大切なのは、人間として正しい生き方をすること。二つの世界的大企業・京セラとKDDIを創業した当代随一の経営者がすべての人に贈る、渾身の人生哲学！

定価＝1870円（10%税込）978-4-7631-9543-2

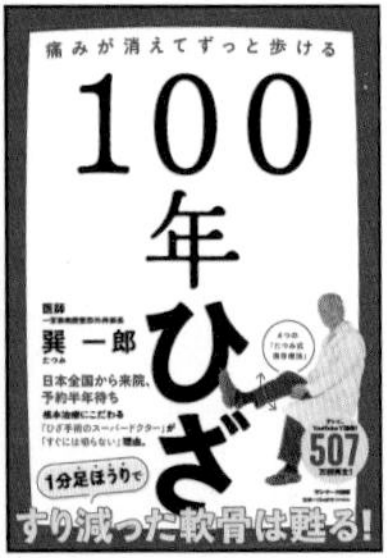

100年ひざ

巽 一郎 著

世界が注目するひざのスーパードクターが教えるひざが手術なしで元気になる3つの方法。すり減った軟骨は「1分足ほうり」で甦る！「100年足腰」で10万部突破！の著者のひざに特化した最新刊！

定価＝1540円（10%税込）978-4-7631-4066-1

子ストアほかで購読できます。

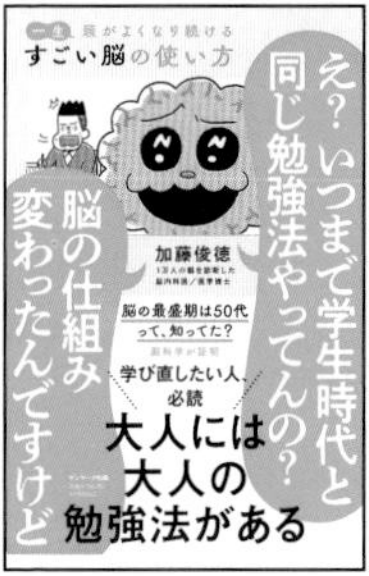

一生頭がよくなり続けるすごい脳の使い方

加藤俊徳 著

学び直したい大人必読!大人には大人にあった勉強法がある。脳科学に基づく大人の脳の使い方を紹介。一生頭がよくなり続けるすごい脳が手に入ります!

定価＝1540円（10%税込） 978-4-7631-3984-9

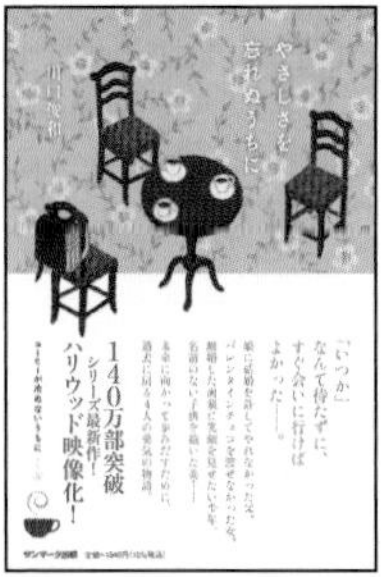

やさしさを忘れぬうちに

川口俊和 著

過去に戻れる不思議な喫茶店フニクリフニクラで起こった心温まる四つの奇跡。
ハリウッド映像化!世界320万部ベストセラーの『コーヒーが冷めないうちに』シリーズ第5巻。

定価＝1540円（10%税込） 978-4-7631-4039-5

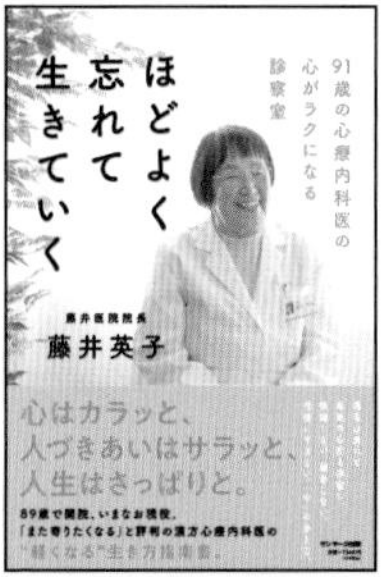

ほどよく忘れて生きていく

藤井英子 著

91歳の現役心療内科医の「言葉のやさしさに癒された」と大評判!
いやなこと、執着、こだわり、誰かへの期待、後悔、過去の栄光…。「忘れる」ことは、「若返る」こと。
心と体をスッと軽くする人生100年時代のさっぱり生き方作法。

定価＝1540円（10%税込） 978-4-7631-4035-7

電子版はサンマーク出版直営

んにおすすめしている習慣術をお伝えします。食べることにまつわる習慣、暮らしのヒントまで、ぜひ真似したいことばかりです。

まず、多くの健啖家の共通点が「旬にうるさい」こと。季節の食材やふさわしい調理法を好んで食べます。女性に限らず、料理をすることも楽しむ人が多く、買い物のときから「旬の食材」に目を光らせているようです。

確かに、旬の食材はお得です。お値段が同じでも、栄養価が高いからです。たとえばホウレンソウは夏と冬ではビタミンCの量がまったく変わります。旬の冬のビタミンC量は夏の3倍！　なんてお得なんでしょう！

ある人は「夏は若い葉を選んで生で食べたら、栄養が減らない。冬は鍋がおいしいね」と話していました。食べることを楽しんでいるから、食材の栄養をムダにしたくないのだと思います。

私も、季節ごとによく食べるものがあります。

春は芽生えの季節です。フキノトウ、ミョウガタケ、セリなどは少量でも香りを感じ、食事を豊かにしてくれます。筍《たけのこ》とワラビ、ゼンマイは春ならでは。アスパラガスは濃い緑色とシャキシャキした食感が楽しめて、大好きです。

夏は旬のアユやサザエの香りを楽しみます。故郷の夏の情景が思い起こされ、アユ飯やサザエごはんを口にすると食べる喜びを感じます。忘れられない母のそうめんのつゆと、薬味に使った畑いっぱいに生い茂った紫蘇《しそ》の葉。香りを楽しみながらいただきます。

秋はきのこや芋類、栗などを使ったごはんや汁物をたっぷり食べます。寒さに備えて、干し柿や干し芋や沢庵もたくさんつくります。

冬は断然、体を温めてくれる鍋料理です。切って、ぐつぐつ煮て、あつあつを食べる。手軽だし、「おいしい」と感じるから、栄養になります。餅粉の団子や甘酒も定番です。

みなさんにも「季節の味」がおありでしょうね。きっとおいしく、栄養になりますから、季節ごと、ずっと召し上がってくださいね。

お皿や丼の上で栄養バランスをとる

健啖家の先輩に教わったことの1つに、「上手な手抜き」がありました。

主食と主菜、副菜、汁物。それらがそろった「ザ・定食」を毎食用意するのは大変です。

食事のしたくは、手をかけたらキリがなく、それだけで1日が終わってしまいます。

お元気な健啖家の先輩方はみなさん何かと忙しく、「きょうよう（今日用）」「きょういく（今日行く）」の予定が詰まっておられることも多い。そこで、調理はパパッと、上手に手抜きするわざを身につけています。

もともと料理が好きで、それなりに凝っていたけれど、高齢になってからは「気力、体力と相談して、時短クッキングを考えるのが楽しみになった」という人もいました。いまの自分にとって食事が負担にならないように、新しい習慣をつくったのですね。その柔軟さも、きっと元気の秘訣ではないかと感じました。

ある自宅療養中のがん患者さんに教わった時短メニューが、おいしくて、食べ飽きません。丼に冷凍うどん1人前を盛り、キャベツのせん切り、カットベーコン（または鮭ほぐし身）をのせ、電子レンジで加熱したあと、クリームチーズを和えて食べます。

お醤油をちらりとかけてもいいですし、かつお節、あおさのり、すりごま、砕いたナッツなどをちらしてもおいしい。

丼の上で「エネルギー源・タンパク源・野菜」がそろって、あっという間に食べられて、片付けも手軽なので気に入り、アレンジにもハマりました。スーパーで、これも使える、これもあり、とイメージするのも楽しいです。

「しっかり食べる」を手抜きでも、時短でも、おいしく、楽しんでいきましょう。

遊びに行く日は「ごはん3口増」で出かける

これはある先輩ご夫婦から聞き、なるほどとひざを打ち、以降おすすめしている習慣です。**70歳を過ぎたら、出かける日の朝ごはんは、ちょい大盛り。だいたいご主人は3口分、夫人は5口分、ごはんを余計に食べておきます。食パンなら、6枚切りのところを4枚切りに替えます。**これは本当に理にかなっていて、このちょい大盛り作戦で、80〜100kcal多めにエネルギーがとれます。

今日は遊びに行って、体を動かすから、ちょっと多めに食べておこう。自分の活動や体験から、新しい食習慣をつくって、元気を保っているのがカッコいい。まさに「自分が主治医」と思っておられると、ひざを打ったものでした。

太りたい人は、この作戦を毎食1カ月続けると、1日の総カロリーが240〜300kcal増となり、およそ1kg体重を増やせます。

食欲不足はこう解決できる

食べたくないときは、食べなくていい

食事は1日3食、朝6時、昼12時、夜18時ごろにとるのが理想的ですが、おいしく食べられないなら、臨機応変に自分の習慣をつくってもよいと思います。

ある人は、朝はどうしても食べられないが、午前10時ごろ、間食なら食べられると言い、食べるものに工夫をしておられました。

定番の間食は、お気に入りの「豆入りせんべい」2枚（約150㎉）。これは米と豆で、エネルギー源とタンパク源です。ゆでたまご1個も食べます。野菜は昼食と夕食に多めに食べています。

体調がよくて、体重の変動もなければ、問題ありません。健康志向が強く、晩年までピンシャンしておられたので、ちゃんと「自分が主治医」で考えて、1日でバランスをとっておられたのだと思います。**食べたくないときには、無理して食べなくてもいいいと、ある**

意味割りきって、「食べられるときに、少し多めに食べよう」という、ゆったりした気持ちで食事に向き合うといいと思います。

自分の「きっかけ食」をわかっておく

どうしても食欲がわかないときもありますね。体調不良なら、「食欲がない」だけか、原因を調べることが大切です。

一方、つらいことがあったり、環境の変化があったりして食欲がないとき、回復には「時間ぐすり」しかなくて、医療的にはどうしようもないと思う場合もあります。

しかし、そんなときにも「食べる」気持ちを取り戻すことができる食事があって、それを**「きっかけ食」**と呼びます。

きっかけ食は人によってみんな違います。ですから、入院患者さんの場合、私たちはおしゃべりをしながら、その人の「きっかけ食」を見つけます。

何も食べられないとき、ふと食べたいものが浮かんだり、見て、香りをかぐと食べたくなる。そんなあなたの「きっかけ食」ってどんなものでしょう？ それを自分でわかっておくことは大切です。

ある人のきっかけ食は「サザエごはん」でした。私も夏には必ず食べたくなる大好物です。その人は、島根県の日御碕《ひのみさき》の出身でした。出雲日御碕灯台へ続く海岸道沿いで、サザエのつぼ焼きのお店を長く営んできた人です。

入院が長引き、不安や寂しさから食欲がなくなり、食べられなくなってしまいました。しかし、サザエごはんを出したら、パッと目が開き、輝きました。サザエは地元の名産、彼女にとっては生活そのものだったのです。

サザエごはんを食べることができ、その後、食欲は徐々に戻りました。彼女はついに、本人と家族が望んだ、退院できる体力と気力を取り戻しました。

自分の「きっかけ食」は何か、知っておくと助けになります。家族にも話しておくといいかも。食いしん坊の私は、いくつも思い浮かびますが、やはり母親の秘伝のお赤飯でしょうか。小豆を煮るときにちょっと重曹を入れて炊く、真っ赤な色が美しいお赤飯。母を亡くして気力と食欲をなくした私の「きっかけ食」になってくれたものでした。

行きつけの「回転寿司店」をつくる

これまたある先輩から聞き、ガッテン、ガッテン、と連打したくなったエピソードです。

食欲が落ちたら、行きつけの回転寿司店に行く。

目の前に食べ物が次々出てくるのを見ていると、ふと「食べてみたい」と思い、手が伸びます。1皿食べると、もう1皿食べてみようという気になり、ガリを食べて、次はあら汁も飲もうかという気になる。お寿司だけではなく、デザートも回っていますね。

また、何人かで行っても、自分のペースで食べられることもいいものです。人とペースが同じでなくても気になりませんから、食欲があまりなくゆっくり食べていても、周囲に心配されすぎることはありません。

もちろん、回転寿司でなくても、お気に入りのレストランやお蕎麦屋さんが1、2軒あると、行きさえすれば食べたいものが見つかることがあります。食欲がないとき、「デパートのお惣菜売り場に行って、自分ではつくらないしゃれたお惣菜をちょっと買う」と言った人もいました。

健啖家の先輩の「食欲低下」への楽しい対策。ぜひ取り入れてみてください。

口にするものの「パッケージの裏」を必ず読む

みなさんは食品のパッケージの裏などについている原材料表示や栄養成分表示を見ますか？　長生きする食べ方は、これらの表示に鋭く目を光らせることです。

たとえば「どらやき」なら、原材料表示のトップに「砂糖・小麦粉」とあるものは控えます。ここは「つぶあん」「小豆」などと表示されているものを選ぶのです。

というのも、多く使われているものから順に表記してあります。小豆ではなく砂糖と小麦粉ばっかりのものは安いけれど、それを2個食べるより、高くてもおいしい、本物の小豆がぎっしり入った1個を食べたい。私はそう思いますが、それは、体にもいい選択と言えます。

高齢期の低栄養を防ぐためには、おやつやデザートは食事を補う間食として、ぜひ召し上がっていただきたいもの。そのときは「本当においしいもの」にこだわるのが◎です。

食事量がとれないときには、こまめに間食を口にしてください。**在宅療養をしている人**

の栄養状態を調べたとき、3食に加え、お楽しみの間食を食べる習慣のある人のほうが、3食だけの人より栄養状態が良好という結果が出ています。

砂糖ばかりとりすぎにならないように、バナナ、焼き芋、干し芋、ドライフルーツ、ナッツ、温泉たまご、魚肉ソーセージ、チーズ、ヨーグルト、小袋シリアル、グラノーラ、栄養補助スナック（ドラッグストアで売っています）なども間食に役立てましょう。生のフルーツを一口大にして冷凍しておくのもいいでしょう。

食べるも、振る舞うも楽しい「行事食」

お正月のおせち料理やお雑煮、節分の恵方巻き、ひな祭りのちらし寿司、端午の節句のちまき、七夕のそうめん……など、昔ながらの「行事食」を食べる習慣も、健全な食欲喚起につながります。

たとえば、お彼岸なら、当日に食事会などがあれば、おはぎを振る舞ってしまいます。ご参加いただく方も、たんまりおはぎをつくって、もってきてくれる人もいます。

そうなると、おはぎ2倍！ 60代なのに「あなたはまだ若いからいっぱい食べなさい」

などと言われて、お腹いっぱいになります。

でも、おはぎなども人がつくったものは微妙に風味が違って、別のおいしさ。うれしいやりとりです。

こうした行事食は、食欲がないときにも役立つことがあります。子どものころに食べた思い出がある料理などは、「ちょっと食べてみようか」と食指が動きやすいのです。

また、土用でなくても「うなぎ」は精がつく食べ物というイメージがあって、香りがよくて、食欲が低下している人にも人気が高いメニューです。

食べたくても食べられないでつらそうな人に対して、ついあっさりしたものがいいかと気を遣いますが、逆に「元気になるイメージ」の料理が食べやすいこともあります。

山芋、にんにく、たまご、肉、アボカドなど、一般的に「精がつく」と言われるものをちょっと出して、感想を聞きます。出した品はNGでも、食べ物のことを考えるきっかけになって、食べられそうなものが浮かぶことがあります。過去には、がん闘病中の方に、抗がん剤の合間に何が食べたいか聞くと、「こってりした手羽先」と答えてくれたこともありました。病人にはあっさりしたものを、とは限らないということでしょう。

ただし無理強いはさらに食欲を減退させてしまうことがあるので、さりげなく希望を聞くことができたらいいですね。

食事日記をつける

どこで何を食べたか。覚えていますか？　日々の食事の記録をすることで「おいしかったもの」や「食べたいもの」に意識を向けることができます。

食べたものが体をつくる。これは間違いのないことですから、何を食べたか、振り返ることができるのは大切なことです。合わせて、体調も書き添えることができるといいですね。「今日は便秘で食欲が出ない」「気分よく、楽しく食べられた」「疲れて食欲が出ない」など、書き残しておけば、記憶に頼らずに、日々の変化を記録できます。

記録を続けるうちに、胃がムカムカすると思ったら、数日間コーヒーをいつもの倍飲んでいた。だるいのは今週、休肝日をつくり忘れたからだ……といったことがわかるでしょう。

食と体調の関係は、自分にしかわからないことです。食事日記をつけておくと、わかりやすいですね。

60代では調理器具をコンパクトに替えなさい

食欲や食事量が落ちてきた人に、おいしく食べる喜びを取り戻していただくきっかけになるように、「スムージー」をご提案しています。つくり方や材料は78ページでご紹介しました。

このスムージーをつくるのに便利な調理器具が**ハンドブレンダー**。ポタージュスープや介護食などをつくるときも手軽なので、高齢になったらもっていたい調理器具としてみなさんにおすすめしています。ミキサーよりもお手軽で、1人分がつくりやすいです。

ほかにも、おいしい料理を手軽につくり続けるために、もっているとよい調理器具があり、私は「60代で、調理器具を見直し、買い直しましょう」とおすすめしています。

たとえば、お芋をつぶすマッシャー、皮むきがラクなピーラー、直径16~18㎝の小さなフライパン、小さめの圧力鍋、小さめのミキサーやフードプロセッサー。

いずれも、重いものから軽めのものへ、大型から、小型へチェンジです。ご高齢の方のキッチンへおうかがいすると、大容量の圧力鍋や重い鉄鍋などはしまい込まれ、ほこりをかぶっていることが多いものですが、60代以降の「コンパクト神器」は、普段から大いに活用され、役立っています。

子どもが巣立ったあるご婦人は、包丁や鍋などを小さく、軽いものに替え、調理器具を減らし、食器も整理して、便利な調理器具をすぐ取り出せる位置に置くことに。奮発して高機能の電子レンジに買い替え、テーブルに出したＩＨコンロと併用して、ガスをほとんど使わないようにした、と言いました。

まさに、年齢を重ねて料理がおっくうになってしまうのには「包丁が重い」「鍋が重い」「うっかり空焚きが怖い」「器がかさばる」といった、小さなストレスも影響することが多いのです。

１人暮らしになったことをきっかけに、キッチンのレイアウトを替え、調理の大半を座ってできるようにした人もいました。こうしたことも、おいしく食べ続ける工夫ですね。

たとえば「小さめの圧力鍋」は、調理時間は短いのに、食材の旨味を逃さず、芯までしっかり調理できる優れものです。

以前、私が定期的に食事会を開いている「暮らしの保健室」（東京都新宿区）で、「時短料理の日」と題し、参加者が考案した時短レシピを披露し合う会を開いたことがありました。

先輩たちは1つの鍋や電子レンジ、オーブントースターなどを利用して調理し、できあがった品々は1つの皿に彩りよく盛って、片付けや洗い物の手間も省いているとのことでした。

缶詰やびん詰め、レトルトの「常温で置いておける食品」を大いに活用していることも共通点でした。

みなさん若いころから家事の軽減で工夫してきて、習得してきた「時短テク」や「手抜きテク」を開花させて、高齢期の食事のしたくはよりシンプルに、「毎日しっかり食べる」を保っておられるのです。

暮らしにリズムあり！　長生き習慣

毎日「起きる時間」「寝る時間」「食事時間」がほぼ同じ

ご長寿な健啖家の共通点は「暮らし方」に関することも多々あります。とくに「100年栄養」と関係することを紹介しましょう。筆頭は1日のリズムが決まっていて、ブレないということです。

高齢になると睡眠の問題を抱える人が増えますので、リズムがブレないのは素晴らしいことです。毎日、一定時間睡眠がとれるのは、起きている時間が充実していて、適度に心身が疲れるためでしょう。

明け方トイレに起きても、また寝られて、普段どおり起きることができれば、ストレスになりません。しかしトイレで目覚め、もう寝られなくなってしまうと、寝足りない。つい昼寝や夕方寝をして、また夜の睡眠に影響が……、一般的にはそういう人が多いです。

高齢になればどうしても寝られる時間は短くなっていきます。8時間、9時間眠ろうと思っても、眠れなくなるのが自然です。6、7時間が適切ですから夜、早寝しすぎないことも大事ですね。

夕食後、ぼーっとテレビを見ているとうっかり眠ってしまうので、眠らないで食後の時間を過ごす趣味をもっている先輩もいました。食べることと同様に、生活のリズムを保つにも自分なりの工夫が必要なのだと教わりました。

1日の生活時間を、3食の食事時間を軸に組み立てることもいいでしょう。朝7時の朝食までに散歩から帰る。昼12時の昼食に間に合うように家事や趣味のことをする。18時に夕食を食べられるように、それまでに買い物を済ませ調理をする、という具合に、食事の時間を決めてしまうことで、そこまでの行動を効率的に組み立てることができます。

若いころからの体重の変化をおおむね覚えている

体重計も血圧計も、そして体温計も多くのご家庭でそろっていることが多いものです。

しかし、高血圧で主治医から何度も「家庭血圧測定」をすすめられていても、習慣にならない人も多いもの。しかし、ご長寿な健啖家には「自分の基本データ」をよく理解し、それで生活を調整している人が多いです。

ほかにも万歩計や睡眠計、心拍データなど、最近ではスマートフォンなどでわかるので、積極的に利用している人もいます。

体調に変化があったとき、「変化がある」事実を確かめるためには、当然ながら「普段はどうか」を知っていなければできません。医師や看護師は、そのときのデータはわかるけれど、普段はどうなのか、それこそが正確な判断のために大事なことです。

平熱も人によってかなり違います。年齢を重ねて、若いころとは違ってくることもあります。中年以降は最低限、体重・血圧・平熱を定期的に測って、覚えておきましょう。


栄養不良のもっとも正確な指標となるのは体重の変化です。経年変化がわかると、何か問題が予想されたとき、より正確な判断ができます。

健啖家の先輩たちに尋ねると、**若いころから現在までの体重の変化**をしっかり覚えている人、ほとんど変化がなかった人の2タイプが多数です。

人生におけるさまざまな転機（結婚、転職、転居、入院）で変化したエピソードを話してくれる人も多く、私にとっては「栄養のリアル」について理解を深める学びの機会になります。

みなさんもご自身の経過をぜひ思い出してみてください。

かかりつけの歯医者さんとなかよし

高齢期には、虫歯や歯周病とともに摂食嚥下《えんげ》機能についても相談できる歯科に通い、定期的に診てもらいましょう。

以前、先輩に「部分入れ歯にしたら味が落ちた」と嘆いて、慰めてもらったことがあります。先輩は93歳にしてすべて自分の歯を保っていました。30歳以上若い私が気の毒がられ、励まされたのです。

その先輩は年齢相応の体力と認知機能の低下があり、「暮らしの保健室」の食事会にはヘルパーさんが抱えるようにして連れてこられる人です。いらしてすぐは表情がこわばっていますが、席につきしばらくすると和んできて、料理を出すと、食材や調理法、盛りつけに対する感想の言葉が出ます。しっかり1人前を召し上がり、食事前とは別人のような活気のあるお顔になるのが常です。

お箸のもち方がきれいで、食べ方が美しい。私はお隣に座って食事をし、食後、ついグチをこぼしてしまったのでした。

「お気の毒ねぇ。歯は大事にしないと食べられなくなってしまうわ。私はずっととてもいい先生に診ていただいているのよ。最近は家に診察に来ていただくの」

本当にご立派です。みなさんも**歯や摂食嚥下の診察や訪問診療もしてくれる、そしてできれば管理栄養士の勤務している歯科を見つけられたら、鬼に金棒。**生涯にわたり「食べる口」を守りやすいです。

そして、お元気な方は、しゃべる口もお達者ですね。

以前、**「食べる口とともに『しゃべる口』も大事」**というテーマで本を書きました。本当に、この2つは関係していて、どちらかに問題が起きると、引きずられるようにもう一方も弱ってしまうことが多いのです。

私はこのことを病院で入院、治療している患者さんから教わりました。しゃべる人は食べられて、早々退院する。話せない、食べられない人は時間がかかる。地域活動をするようになって、地域で暮らすお年寄りを見ても同じだと思いました。

しゃべる、食べる人はお元気。健啖家の先輩はおしゃべり好きです。当たり前に感じるかもしれませんが、高齢期には「当たり前」がうまくいかなくなることが多いのです。意識的に増やさないと、しゃべる機会は減る一方です。なるべく人と関わり、話す、ということを意識してみてください。

ドラッグストアの管理栄養士となかよし

ドラッグストアでは低栄養を予防する栄養機能食品が販売されています。また、アスリート向けの栄養機能食品の中にも、高齢の人も活用するとよい製品もあります。

そしてなにより、最近は管理栄養士が勤務していることが増えてきました。買い物がなくても、ちょいちょい顔を出し、管理栄養士となかよしになってください。それぞれの地域で、専門職の専門性を上手に利用し、元気を保っておられる先輩たちがいます。

私も地域活動では利用してもらう専門職の1人。やはり互いに何度も顔を合わせ、食や生活についていろいろなお話を聞き、頼りにしてもらえるとうれしく、支援しがいが高まるのです。

ドラッグストアでは、とても忙しくて、十分に相手ができないこともあるかもしれませんが、悩みや相談を無下にはしないはず。介護における食の問題なども、相談できます。

ところで、私は自立とは「誰にも頼らずに自分だけで生活する」ではなく、「たくさん頼れる先をもって、バランスよく利用し、自分らしい生活を続ける」だと考えています。**人は誰でも老い、体力も機能も衰えます。それを受け入れ、できることを楽しむ姿を、人生の後輩たちに見せるのも、お役目の1つだと思うのです。**

医療や介護の仕事をしている人には同じように考えている人が多いと思います。私たちは頼りにしてもらって、仕事ができ、活かされます。

高齢社会となって人生の途中で病気や障害とともに生きることになる人は多くなりました。ぜひ**「多くの依存先をもち、使いこなせることが自立」**と理解する人が増えるといいと思います。

晩年をどう過ごすか、ビジョンをもっている

日本では長い間、病院を終の住処とする人が多かったです。しかし、今後は地域の医療・介護資源を利用しながら、仕み慣れた「生活の場（施設なども含む）」で最期まで暮らす人が増えていきます。

高齢社会となって、病院は基本的に「治療や機能回復をする場所」という本来の役割に専念することになったのです。

では、終の住処は自宅？　それとも施設？　自分はどのようなサービスを望むのか。まだ人生の最終段階について考えるのは早い時点から、地域の資源を調べ、自分の希望を明確にし、身近な人にも伝えておくのがいいかもしれません。

先輩たちには「家で死にたい」と考えている人が多いです。日本人の統計を見ても、希望としては最期まで自宅にいることを望む人がとても多い。しかし、それならかかりつけ医は訪問診療をしてくれるのか、在宅療養となったとき受けられる介護サービスは十分にあるのかなど、現実的に考え、準備が必要になります。

ほかにも、たとえば病気で入院したとき、胃ろうや経鼻経管栄養をすすめられたらどうするか。ごはんが食べられなくなったらどうするか（これらについては5章でも解説します）。

もちろん実際にそうなったとき、考えは変わる可能性もあります。考えていなかった事態が起こることもあります。けれど、イメージできる範囲で考え、身近な人に伝えておくことで、自分が望む方向性を周囲に受け取っておいてもらえます。

いざというときに必ず自分で意思表示できるとは限らないですし、時間の経過で、人の考えも変わることもあります。あらかじめ身近な人に「人生観」「死生観」を伝えておくと、代理で判断を求められる人の混乱も最小限にできます。

こんなことを言うのは、すでに鬼籍にある先輩方から、最晩年には「自分より家族など周囲の人を案じ、気遣う」姿をたくさん見せてもらってきたからです。私は愛する人も、自分も気楽な旅立ちを望むので、「立つ鳥跡を濁さず」の備えをしていきたいです。

第5章

病気になったとき、どう食べていく？

突然やってくる「食べる」ピンチに備える

思いがけない「食べられない」に悩む人は多い

元気なときには思いもよらない「食べられない」ということが、病気や、その治療の過程で起こることはめずらしくありません。

この章で取り上げる「病気で食べられない」とは、風邪のように数日で治るときの症状ではなくて、持病が悪化したときや、もうすこし大変な病気のときの「食べられない」を中心に述べます。急に体重が減少してしまったり、起き上がれなくなったり、食事がとれないためにそのような状態になることは決してめずらしくないので、備えとして「知識」をもっていることが大切だからです。

病気と診断されると、まずは驚き、治療や手術のことで頭がいっぱいになって、「栄養」に関心がいく人はほとんどいません。**でも、治療の効果を十分に発揮させるために、治療**

の一部として「食べる」ことはきわめて大切。しかし患者さんやご家族はそこまで気がまわらないことでしょう。そして、医療者も「まずは治療」と、「食事」や「栄養」には関心の低い人がいます。

診療報酬の改定などもあって、治療チームと連携する**「栄養サポートチーム（NST）」**が患者さんひとりひとりの様子や栄養状態を把握し、適切な栄養療法を提供することが増えました。しかし、まだ有名無実、実働が乏しい医療機関もあるようです。

そのため治療の間、長期間絶食が行われたり、「食べられない」を問題視せず、点滴に切り替えたりすることもなくなっていません。

みなさんは「点滴していたら大丈夫」と思うかもしれませんが、点滴そのものを身体を回復する魔法の水のごとく考えることはできません。**点滴の一番の目的は脱水予防で、栄養補給のためではありません。** **内容はその人に適した栄養量の点滴が使われるべきですが、栄養成分の足りない液が使われていることも多いのです。**

その結果、エネルギーや栄養が不足して、医療による筋肉・筋力の減少、「医原性サルコペニア」「医原性低栄養」と呼ばれる状態になってしまいます。認知機能が低下したり、口から食べられなくなったりする人もいます。

そうした認識がある医療機関では、そのような事態を防ぐため、栄養ケアと連携して筋肉のリハビリや嚥下の訓練なども早期から行われます。

嚥下の訓練とは、食べる口の機能を維持・改善する訓練です。

摂食と嚥下は、健康な人は無意識で、数秒のうちに行っている行為です。しかし、老化やサルコペニア（舌やのど周囲の筋肉の低下）、脳卒中の後遺症、入院中の絶食などで、摂食↓嚥下のどこかに機能低下があると、「食べられない」につながることがあり、それを「摂食嚥下障害」と呼びます。

異物が気道に入りそうになると、「むせる」反射が出るものですが、**高齢の人の場合、反射機能が衰えてしまって、むせないまま誤嚥することも少なくありません。**食べ物は気をつけて食べることができますが、寝ている間にも唾液を飲み込むので、その誤嚥は防ぎようがないですね。だから訓練が必要なのです。

こうしたことを「予備知識」として知っていることが大事です。知っていれば医療者に質問し、求めることができます。

高齢者は「食べられない」で急激に弱る

若い人の場合はあまり問題に発展しませんが、高齢者の場合、食欲不振の時期や、食べない期間が長いと、その間に一気に衰弱することがあります。短期の入院中でも食欲が低下し、食べる機能も低下し、退院までに回復しないこともあるのです。

「口から食べることができない人」と判断され、口から食べる訓練もしないままで「経管栄養（鼻からのチューブや胃、腸に直接栄養を入れる）」を施すことが提案されることもあります。

食べる機能をくわしく調べず、「高齢者単身世帯で、家庭の介護力も低いので『胃ろう』で退院」など、患者さんの食べる喜びを無視して、疑問をもたない医療者もいるのです。

すると再び口から食べるためのケアも十分に受けられない場合もあります。

「食べたい」のに、食べることをあきらめて亡くなる人がいます。患者さんやご家族が知識をもっていれば、「食べる」を守れる場合もあります。

胃ろうなど経管栄養についてはのちほど説明しますが、食べる機能の回復をめざしながら利用するなら大変有効な医療です。しかし、疑問視すべき利用がなくなっていないことも事実なのです。

病気を治すために「口から食べる」はなぜ必要？

病気を治すために「栄養」が大事なことは、説明しなくてもわかっていただけるかと思います。治療の効果を上げるため、治療によって受けるダメージ（侵襲）から早く回復するために、どんな病気でも栄養状態を維持、改善することはとても大切です。

高齢の人の場合は、病気以前の生活に戻るために、治療によってサルコペニアや低栄養が起こらないよう厳重に栄養管理していかなければいけません。

そのためには、私はその栄養を**「口から食べてとる」**ことが大切だと考えています。入院中もそれを常に考えてほしいと、患者さんと関わるすべての医療者やご家族に、いつもそうお伝えしていました。

なぜなら、「口から食べて栄養をとる」ということは、治療に向かう気持ちを整える、治療の前提として大事な営みだからです。元気なときと同じものがすこしでも食べられると、退院して日常生活に戻るイメージも保てます。

ある患者さんは、カリカリの目玉焼きを食べて、「治療を終えて、家に帰る」気持ちを取り戻しました。

その人は働き盛りで、家業に精を出していたときに難しいがんが見つかり、大変ショックを受けて、食欲がまったくなくなりました。これからの治療のために、栄養をとることが必要なのは言うまでもありません。私は病室にうかがい、お話をしました。

食事の思い出話になると、ふと「朝食は毎朝ママが焼いてくれた周りがカリカリの目玉焼き。娘たちと毎朝食べたなぁ」と懐かしんでおられました。

次の食事で、私たちはカリカリに周囲を焼いた目玉焼きを出しました。通常、病院の厨房ではスチーム調理で目玉焼きをつくっていましたが、それでは周りがカリカリにはなりませんから、フライパンで焼いたものでした。たまご料理がお好きとわかり、その後も、ケチャップをたくさんかけたオムライスなどを出しました。

その患者さんは、食べる喜びを思い出し、再び家に帰ることをイメージできたのでしょう。食欲も徐々に戻っていきました。家族とともに食卓を囲みたい、娘さんたちと一緒に食べたいという気持ちが力になりました。

「食べられない」を長引かせないことが大事

このような個別対応はやや例外です。しかし私の経験では、急性期病院では常時、2〜3％の患者さんが「食べる」ことについての集中的ケアが必要な状態でした。つまり入院中、ずっと「食べられない」人はまれで、適切なケアによってつらい状況から脱することができるということです。いっとき個別対応してでも、「食べられない」を長引かせないことが大事です。

ほかの入院患者さんから文句が出るのでは？　と想像されるかもしれませんが、多くの患者さんは食べられないつらさを知っています。知らなくても、「明日は我が身」と心配しているのです。だから個別対応には周囲の人からも「ありがとう」の言葉がありました。

集中的なケアが必要な状態に、どのタイミングでなるかは人それぞれです。個別対応が患者さんにとって最後の食事になることもあり、ご家族も、関わった医療職にも忘れられない一口になったこともありました。

食べられないときは、主治医や看護師さんなど、話しやすい人に必ず伝えましょう。どこの病院でも、患者さんや家族が要望すれば必ず前向きな対応をしてくれますし、それが医療であるべきだと思っています。

思うように食べられないとき、人は不安に襲われます。みな「食べる」は「生きる糧」とどこかで思っているので、「食べられない」が続くと、「いのちが保てない」という恐怖につながるのです。

たとえ食べられないときでも、「食べられない人」と扱われ、「食べさせてもらえない」のは絶望をまねきます。逆に、すこしでも食べられるようになると「明日はもっと食べられるかもしれない」と思え、いのちがつながる希望を感じることができます。食べたいものを思い浮かべることができたら、少し先を見て生きることができるのです。

衛生管理ができていれば差入れも可？

病院の原則では「食事のもち込みは、治療上また衛生上好ましくありませんので、基本的にご遠慮ください」となっています。私も病院の栄養治療室室長であったとき、もっとも恐れていたのが食中毒でした。もし、ご家族がもち込まれた食べ物を同室の患者さんが食べて、食中毒を起こしたらという不安ゆえです。

ですから差入れがなくても、給食に十分満足してもらえるよう、できる限り、季節の旬を感じる料理や行事食、シーズンの短いビワやスイカ、モモなど生の果物も提供し、お祝い膳も準備していました。

病院給食は治療を目的としますが、薬や治療と違い、演出ができます。患者さんが完食するため、そして入院していても社会生活と切り離さないための努力をして出しました。

入院中の家族や知人に栄養価の高い食べ物や高級な菓子、家庭の味を差入れたい気持ちはよくわかります。私も祖母がお正月に入院していたときには、病院では出されないお雑煮を調理して、1週間運びました。大動脈解離で大晦日に入院した祖母は、一時帰宅予定の前日に病院で亡くなりました。亡くなる前、巡回の看護師さんが見たのは、ベッドに座り、自宅の方角に手を合わせていた姿だったそうです。大好きなものを最後まで食べたことへの感謝もあったのかもしれないと思います。

ときに入院生活を支えるためのご褒美として、笑顔が生まれる差入れをなさるのはよいと思います。ただし、治療に影響しないことを確かめた上で、衛生管理に十二分に配慮してください。同室の人にも「どうぞ」はやめておきましょう。

食生活のせいで病気になったと悔やまないで！

一方、食欲があってもなくても、病気になったとき、それはこれまでの食生活が原因だったと決めつけ、強い後悔を抱く人も少なくありません。悔やんで落ち込み、食べられなくなってしまう人もいれば、状況を変えたいと焦る人もいます。

インターネットなどで検索して、体にいい食べ物、悪い食べ物のことを調べて、何かを大量に食べる人もいます。情報に翻弄され、無理をしてしまうこともあります。

そうせざるを得ない気持ちなのだと察しますが、期待するような結果にはつながりにくい。病気になったからといって特別な食生活に急に変えたりする必要はなく、一般的な3食を、普通に食べていくリズムを変えないほうが、回復のためになります。

胃がんを指摘されて玄米食にしたり、乳がんと診断されて乳製品を断ったりして、そのために、治療前に栄養不良になってしまった方から相談を受けたことも多くあります。

多くの病気は、生活習慣と関係があることは事実ですが、食生活だけが原因であることはそう多くないと思います。 そして、そのような後悔にさいなまれる時期というのは、すでに「自分で原因を考え、対処する」が有効な時期を過ぎていることが多いです。

「予防」は、病気になる前にすることで、病気になってからはまず「治療」。そして、その後の「再発予防」「重症化予防」のために、思い当たる原因と向き合い、食生活を改めるのはいいことですが、それも極端な方法は必要ありません。

病気をきっかけに食生活改善をして、再発を防ぎ、以前より総合的に健康になる人は確かにいます。「元気なときには気づけなかったことが病気をしてわかった」「3度のごはんの大事さを思い出した」「ちょっとした運動でも、するとしないでは大違いだ」。大変な思いをして、気づいた人の言葉は重いです。

治療後は気づきを生活に反映させる。それを目標に、まずは「治療」に集中します。

病気が原因で「食べる」に生まれる悩みとは？

持病が1つの人、2つ以上の人はここに注意

持病が1つのうちは、主治医に「食べる」上での注意点を聞いたら、それを守っていきましょう。

何かのきっかけで食欲がひどく低下したり、体重減少が起きたりしたら、96ページで述べたように食生活を見直すタイミングです。同時に持病の悪化を感じたら受診、そうでなければ歯科やドラッグストアの管理栄養士に、ちょっと相談してみましょう。

一方、持病が2つ以上ある人は、それぞれの病気の一般的な栄養指導ではなく、個別に、全人的にどのような食事がふさわしいのか知る必要があります。

医師や病院の栄養指導では多くが「専門の病気」「指示された栄養指導」の内容以外のことはほとんど相談できていません。また、専門がどうあれ、若い人と高齢者の栄養の代謝の違いを理解している医師も多くない。そう思っておき、食事や栄養の疑問や不安を管

理栄養士に相談しましょう。

それぞれの主治医から出される食事や活動の制限を守ろうとすると、結果として「あれもダメ」「これもダメ」となって、指示を守ろうとするまじめな人ほど、十分に食べられなくなってしまい、低栄養やフレイルのリスクとなることもあるのです。

たとえば生活習慣病予防の生活改善は20年、30年後の病気を防ぐためのものですが、高齢になっても見直されていないことが多いです。

40代、50代で「太りすぎ」といわれて指示されたことを、20年、30年経っても守り、食事制限をして栄養不足になっている人もいるのです。

栄養指導の制限や指示は、「引き続きいまの自分にとって必要か」を定期的に検証してもらうよう、医師に相談する必要があります。

なお、現代は、高齢者の栄養指導においては、**食事制限よりも食事療法に重きが置かれ、サルコペニアを予防しながら、必要な栄養をとることが大切であり、食事制限をすることが栄養指導ではない、**という傾向です。

ですから個々の状態に応じて、まずは必要なエネルギーやタンパク質を確保することを優先した取り組みが行われます。

6種類の薬を飲んでいる人は要注意

「いまの自分が何を摂取していて、これは体に必要なのか」

自分や家族がそれをきちんと把握しておくことの大切さは、栄養だけでなく、薬治療でも同じことが言えます。高齢期には薬を大量に飲む必要があることや、薬の副作用が食欲、食事量と関係していることも多いのです。

基本的に主治医から治療のために出されている薬は、指示どおり服用することが大切です。しかし、それらの薬を飲んで、体調や食事に影響があるなら、主治医か薬剤師に相談し、改善しましょう。

まれに複数の主治医から似た作用の薬が重複して出ていたり、作用が拮抗する薬が出ていたりすることもあります。患者さんが情報提供しなければ、主治医は患者さんの服薬状況をすべて知ることはできないので、そのような事態が起こるのです。同じ薬局で薬を受け取っていれば、薬剤師さんが気づいてくれることもあります。

日本老年医学会の資料によれば、薬の種類が6種類以上になると、副作用を起こす割合

が増えること。また、東京大学医学部附属病院の老年病科の研究によると、5~6剤以上では転倒の確率が顕著に上がったことも報告されています。

薬による健康被害を避けるには薬の処方は1人の主治医に一本化することを希望し、なるべく同じ調剤薬局で受け取り、5種類を超えたら整理できないか主治医に相談するのがよいでしょう。

大病の治療をするとき、いくつも食の悩みが生まれる

病気による「食べられない」悩みが大変多いのが、がんの治療中です。私は管理栄養士としての専門の1つが**「がん栄養」**であり、がんで入院治療をしている人の食のケアに長年携わっていたので、本当にさまざまな悩みを聞き、ともに対処法を考えてきました。

がんは誰にとっても身近な病気です。厚生労働省も「日本人の2人に1人が生涯でがんになる」「日本人の3人に1人ががんで亡くなる」と発表しています。

そして、がんの闘病中に起こる「食べられない」悩みの多くは、ほかの病気の闘病中にも起こることがあります。

ですから、その悩みがどのようなものか知っておくことは、病気と向き合う支えとなります。ご家族や身近な大切な人のためにも、知っておくとよいことだと思います。

がん患者さんがどのような食の悩みを感じているか、調査したことがありました。もっとも多かった悩みは「食欲不振」です。次いで「味覚の変化」「便秘」「十分な量を食べられない」「下痢」「口内炎」「腹部膨満感」「嗅覚の変化」でした。いずれも食事量が不足し、栄養状態に直結する切実なことです。

そして女性の患者さんでは、味覚や嗅覚の変化とも関連して「調理ができない」という悩みを訴える人も多くいました。

入院中は調理をしませんが、在宅で化学療法を受ける場合など、病気とともに生きる患者には「調理ができない」という悩みも切実です。自分の食事はもちろん、子どもや家族のために、食事の準備ができないことは切ないことです。在宅での治療が増えているので、もっとこうしたケースへのケアを広げる必要があると感じています。

あるとき患者さんたちに入院中の食事について要望を聞いたら、次のような答えが返ってきました。先の調査結果と重複しない答えを抜粋します。

「食べ物の話はしたくない」「病院食に飽きた」「あっさりしたものしか食べられない」「濃い味のものが食べたい」「口の中がカラカラで食べられない」「吐き気がして食べられない」「何を食べても砂を噛んでいるみたい」「食事が漏れる（手術による上アゴ天井部の穴から鼻腔に食べ物が漏れる）」「食べたいものはない」「長時間、体を起こしていられない」「時間内には食べきれない」――本当にいくつもの悩みが生まれるとわかります。

「●●で食べられないけれど、食べたい」患者さんには、食べられない原因を解消するか、対処方法を相談するなどして、食べられるようにしなければなりません。

「食べたいけれど、なぜか食べられない」患者さんには、食べたい思いを受け取り、相談しながら解決策を見つけます。

たとえば、その人の摂食機能に応じて食形態を調整した食事を提供する、抗がん剤治療が食欲に影響するタイミングなど医療者の視点で原因を探して、提案していました。

食形態の調整とは、摂食嚥下障害が進んだとき、また、消化器の手術の後など、普通の食事が食べられなかったり、消化の負担が大きかったりする場合に、食べ物の硬さ、まとめやすさ、飲み込みやすさ、消化吸収のしやすさなどを一時的に調整することです。

しかし、患者さんは悩みがあってもそれが「誰かに相談できること」とは思っていないことが多いようでした。

日ごろから「食べる」について相談する習慣がないせいもあるでしょう。誰に相談したらいいか、わからない人が多かったのです。

そこで私は患者さんから下がってきた給食の膳を見て、病棟へ日参し、「困っている人」の相談に乗っていました。

看護師さんも協力してくれ、食べている様子や、食事について話したことを教えてくれました。当時、医師は治療に熱心な人でも、食事や栄養に関心をもってくれる人は少なかった。**ただし、最近はすこしムードが変わってきているのを感じます。医師からも積極的に、食事栄養のことを気にしてくれている場面にたびたび遭遇しています。**

とにかく、**低栄養は、治癒を遅らせ、病気の予後を悪くします。**平時のときはもちろんですが、さらに病気のときに「食べられない」は大問題です。

非常事態と認識して、困っていることを受け止めてくれる人が現れるまで、「困っている」と伝えましょう。相談が早いほど、回復も早いです。そのことを忘れないでいただきたいと願います。

「食欲がない」にどう向き合う？
食欲が戻ればがん患者の余命が延びる可能性も

ここでは、私が病院の栄養指導の場面などで遭遇した栄養にまつわるいくつかの問題について述べます。「がん栄養」を専門にしてきた経験から、そこで出会った患者さんから学んだことが多いですが、がんに限らず、病気の際の栄養としてヒントとなることは多々ありますので、ぜひ参考にしてください。

がんの場合、栄養状態に影響を与えるような食欲不振は、がんと告知されてからいつでも現れるものだと思っておきましょう。**がん患者の多くは栄養不足であり、食欲不振のある患者さんと比べ、食欲不振のない患者さんの生存期間は1・3倍だと報告されています。**

それだけ、食欲不振による食べることへの意識低下と食事量の減少は危険な症状というわけで、対処が必要です。

原因は、治療の副作用によって食べる意欲がわかない場合が多いです。その理由に「腹部膨満感」は多く、結果として「十分な量が食べられない」悩みにもつながります。

また、消化管の手術後は、食べると気分が悪くなり、嘔吐や腹部膨満感、下痢や便秘を起こすこともあるため、食べることが怖くなり、食べたくても口にできないこともあります。化学療法の副作用によって味が感じられない、食べても期待した味と違う味がする、違和感があるなどのため食べられない人も多いです。

放射線治療を行うと、頭頸部、食道のがんの人は照射部分の粘膜障害が起こりやすく、唾液量の減少や味覚感度の低下、粘膜炎のために食べることを楽しめなくなってしまうのです。また、腹部の放射線治療では腸内環境が悪くなり、下痢を起こし、食欲が落ちます。

ほか、治療による精神的・肉体的ショックが大きく、食べたい気持ちはあっても、「何が食べられるか思いつかない」など、食べることをあきらめてしまうこともあります。

味覚を感じやすい「酸味」をうまく使って

食欲がないとき、口当たりのよいそうめん、冷やしトマト、冷奴、アイスクリームなど、単品ばかりを食べ続けてしまいがちです。

在宅で治療・療養中など、1〜2日間は単品でもいいので少量でも食べることが大切です。しかし3日以上続いたら、「エネルギー源（主食）、タンパク源（主菜）、野菜（副菜）」をそろえたミニ丼、果物、乳製品（全5種類）を食べられるように工夫しましょう。食べる人が好きな味（甘味、酸味、塩味、苦味、旨味、辛み、渋みなどの味にコクや香り）から、食べていきましょう。中でも**「酸味」は、ほかの味覚よりも感じやすく、寿司やケチャップ味、ソース味、またはマヨネーズなどで味つけしたポテトサラダはおいしく食べられるようです。**

また、盛り方を少なくする、皿数を減らすことで食べる意欲がわくことがあります。食事を見た瞬間、「こんなには食べられない」と思ってしまうと、食が進まないのです。ミニ丼と小皿にのせた漬物など、品のよい盛りつけを「見せる」ことも大事。何か赤い色の食材をトッピングすると〝映え〟て、食欲を増します。たとえば赤ピーマンやにんじん、トマトなど、ちょこっとかわいくのせてください。

五感を刺激するようにして、食べられる状況を整えるのです。料理の温度、光沢、調理する音、人が食べる音などから食欲が出ることも多いので工夫を！

口腔内が乾き、唾液が出にくい場合には汁物をそえます。水分の多い、おにぎり茶漬け、カレー丼、汁を多くした親子丼、たまご丼なども OK。

ただし、がんで胃の切除をした人は、汁物でお腹がふくらんでしまうので、食事のときは水分を減らし、牛乳や水、お茶を一緒にとらないよう注意をしてください。

食事量が低下した場合、ミニグラタンやドリアやポタージュなど、クリーム系のものは飲み込みやすく、量を食べやすいメニューです。

また、食事の時間帯だけでなく、いつでも食べられるものを準備しておくのが◎。「ひと口ロールサンド」や、野菜（トマト、きゅうり、パプリカ、長芋）や、ゆで野菜（コーン、ゴボウ、にんじん）を好みの調味液に漬けたピクルスなど。つまむと食べるきっかけにもなることもあります。

がん家族の急な「これ食べたい」リクエストに応えていい？

食欲のなかった患者さんが突然、何か「どうしても食べたい」と言いだすことは多いもの。そんなときは可能な限り対応できるといいですね。支える側にとっても、食べてくれる姿はうれしく、励みになります。

その際、可能な範囲で、食べたいものを「早く」提供できるといいと思います。というのも、**がん治療中の病状は、朝と夕でも違い、午前中に焼き鳥なら食べられると聞き、夕食に出すと「いまはにおいが気になり食べられない」と言われることもよくあるのです。**

「力をつけたいからうなぎ」「テレビで見て、おいしそうだった蕎麦」「子どもが食べているスナック菓子の音がおいしそう」。食べたいものが思い起こせたことは、次の食欲につながります。

また、家庭介護などでは、お年寄りと家族の食事時間やメニューを別にすることが多いかもしれませんが、毎食ではなくても、ほとんど食べられなくても、食事のしたくに参加したり、一緒に食卓についたり、お茶を飲む時間などをぜひ保ってください。傍にいて、包丁の音や調理のにおいや食材を目にすることは食欲につながります。

病院で、ある高齢の患者さんに、食べる機能の程度から、柔らかい食べ物がいいと思い、主食はおかゆや雑炊を準備していました。しかし食事の拒否が続きました。

そこで、ちょうど節分の日、おかゆではなくて恵方巻きを出してみました。すると、みんなと同じ行事食を食べて、久しぶりに笑顔の食事ができました。

節分の前には、テレビの報道やみんなが集まる場所で「今年は恵方巻きをどちらの方向を向いて食べる」といった話題が出ますね。たとえ全部を食べられなくても、食べる話題の場には参加したいもの。環境や会話、心身の状態を整えることも、食欲不振の解消にまず大事なのです。

味覚の変化にどう対応するか

味覚が減退したり、感じられなくなったりする「味覚障害」があると、食事の対応はとても難しくなります。最近は新型コロナウイルス感染症（COVID19）の後遺症としても多い障害です。味覚障害は食べる楽しみが恐怖となり、不安や焦燥感が強まります。対応策を知っておくことが重要です。

味覚障害には、味覚減退（味を感じにくくなる）、味覚消失、解離性味覚障害（甘味など特定の味だけがわからない）、味覚過敏（味を濃く感じる）があります。特に多い症状で複雑な味覚障害は「味覚低下」「錯味《さくみ》」の2つがあります。

錯味とは、本来の味とは違う味に感じることで、異味症（しょうゆが苦いなど）、悪味症（なにを食べてもいやな味になる）、自発性異常味覚（口の中に何もないのに苦味や渋みを感じる）があります。

がんの手術後、化学療法をしていて味覚障害の自覚があり、味覚検査でも異常が確認された人の約6割は味覚低下と錯味の両方で悩んでいます。

そのため、単に味を濃くするだけでは対応ができません。それぞれの方の「食べられる味はどれか」を探すことになります。

私が出会った患者さんでは「酸味は保たれる」「甘味が苦くなる」「苦味が強まる」という人が多くいました。症状が口の半分だけに出る場合もあり、片側性味覚障害と呼びます。

味覚障害になると、「歯磨き粉がまずくて歯が磨けない」「異味症で水がまずく、薬が飲めない」「調理するとき味が分からない」「完食ができないから外食が減り、友人とも疎遠」「味覚障害を人に知られたくないから孤独」「口にしたら味がまったくしない、記憶と違う」「甘い味はわかるが、糖尿病なので食べることが心配で食べられない」などの生活の上での困難が生じます。

味覚とは食べるときの「入り口」ですから、そこに違和感があると、食事の楽しみが奪われてしまうことが多いのです。食べることが好きだったのに、生きる気力を奪われたと言う人も多く、つらく、苦しい症状であることをいつも痛感します。

食生活をあきらめ、「ずっと我慢している」と言う人もいました。私が病院の栄養ケアや訪問栄養指導の際に試した中で、比較的好評だった対処法が次にあげるものです。

味覚障害の人に効果的だった「味つけ方法」

まず、基本的に味覚障害を感じたら口腔内のケアが大切です。口腔内が乾燥していると味が拡散せず、味を感じにくいのです。**歯や歯肉の清浄を保って、舌苔を除去し、こまめにうがい**もしましょう。

食事は食べられるものを食べることがなにより。食べたいタイミングを逃さず食べるようにしましょう。

在宅療養中の人には、味が濃く、調理も簡単な焼きそばが好まれますが、たまごや焼き豚、海苔、ゆで野菜など栄養価を上げるために何かをプラスする工夫が必要です。

病院の食事の味つけで好評だったのは、**少し濃いめの味噌味**でした。

味は感じられなくても、においを感じることができる人には出汁を利かせ、ごま、酢、香味野菜や香辛料の香りで食べる楽しみを感じてもらっていました。

料理の皿に柑橘類を添え、食べる直前に搾るようにするのも◎。

酸味を立たせ、苦味をマスキングするのに役立つのはポン酢、トマトケチャップ、ソース、マヨネーズです。

甘味を苦いと感じる人の料理は砂糖控えめ、何を食べても砂を噛むようだと表現する人には水分多めの調理をしていました。

また、適度な水分と甘味があるタレ、ルーをごはんと一緒に、テンポよく、口の中で混ぜて食べると、比較的食べやすいようです。丼物、カレーライスなど「口内調味」して食べるもののことです。

ポタージュスープやスムージー、長芋のすり流し、茶碗蒸しのように飲み下せる料理、氷菓、ゼリー、プリン、シェイク類も食べやすいと言う人が多かったです。

在宅への訪問栄養指導の機会には「体調のよいときにおいしく食べられるものを見つけ

に行く」もおすすめしていました。これまであまり食べたことがないものを食べてみるのです。なじみのない味なら、記憶と違うという失望がありません。

「におい」で食べられないときにはどうするか

一方、嗅覚障害でにおいが気になる食材や調理が増えると、食べられるものが徐々に限定され、献立の選択が少なくなってしまいます。

においの気になる食材や調理を避けるのではなく、下ごしらえや調理方法を工夫して食べられる食材をなるべく減らさないように食べていくのが大事です。

においは食べ物の温度で変わるので、冷ましてにおいが緩和されると、食べられることが増えます。また、「焼けるにおい」は食欲をわかせ、嫌がる人が比較的少ないようです。

主食のごはんのにおいがつらい人には、おにぎりや、ごはんを冷やし茶漬けにして、ワサビやのりをそえると食べやすい。ひと手間加え、焼きおにぎりや炒飯など焼き目をつけるのも◎。パンもトーストしましょう。病院給食で、食パンに輪切りのレモンとはちみつをのせ、オープントーストにしたら、レモンの香りが豊かで好評でした。

香味野菜や香辛料で変化をつけるのもいいですね。カレー粉を使ったカレー炒飯やカレーライスは、多くの人の食が進んだメニューです。

そして、主食を麺類やお好み焼き、たこ焼き、芋類に代替するのも◎です。

魚や肉のにおいが苦手で食べられなくなる人もいます。調理の工夫では、肉団子や魚団子にして揚げ物にするとにおいは消えます。材料を餃子の皮に包んで揚げる、スープの具材にするとにおいを包み込むことができます。

なるべく新鮮な食材で調理を。下処理や調理に生姜、ネギを用いたり、湯引き（材料を熱湯にくぐらせて表面だけ熱を通すこと）したりして、においを抑えましょう。

煮魚も味つけを濃く、冷やしてにおいが立たないようにすると食べやすくなります。出汁やしょうゆのにおいが苦手な場合は、やはり冷ましてから食べましょう。調理に無水鍋を利用し、素材の旨味を活かして、塩味だけにするのも◎。私の経験では、カレイやアジの干物は好まれる魚料理でした。

がんのつらい「便秘」を栄養でどう支える？

便秘は、本来、体外に出すべき便を十分量、かつ快適に排泄できない状態です。排便回数が週に3回未満の排便回数減少タイプ、過度のいきみ、残便感、腹痛や膨満感といった腹部の不快感をともなう排便困難タイプがあります。

毎日、便通はあっても残便感があってすっきりしない、便通が不十分（少量の硬い便がまれに出るだけ）かつ排便に困難感をともなう腹痛、お腹の張り（腹部膨満感）、鼓腸《こちょう》（胃腸にガスが大量にたまってお腹が張り、たたくとポンポンとつづみを打つような音がする）、おならの回数が増える、排便時の肛門痛、悪心、食欲不振、頭痛、口臭など多様な症状があります。

がんの直接的影響としては、腸管内、腹部や骨盤内のがんの増大による消化管の圧迫や、消化管が狭くなって便が通過できない、がん性腹膜炎のため腸の蠕動《ぜんどう》運動が低下している、排便を促すための中枢・末梢神経系の障害、がんの骨転移などによる高カルシウム血症などです。

便秘の原因は、食欲低下などによる食べる量の減少（脱水、食物繊維の不足含む）、活動（運動量）の低下、全身衰弱・筋力低下、意識の混乱やせん妄、抑うつといった精神状態、薬の副作用、病院で普段使い慣れないトイレを使わざるを得ない影響などが多いです。がんの進行につれて日常生活動作が低下し、運動量が減ることで便秘が悪化します。食事内容に気をつけ運動を心がけることが便秘の対策になります。

食事で気をつけることは、まず食物繊維を多く含む食品を積極的に食べること。食物繊維は消化されにくいため、便中に水分をたくわえ、腸の動きをよくしてスムーズな排便を促します。食物繊維を多く含む食品は、たけのこ、ゴボウ、きのこ類、コンニャク、海藻、果物、穀物などです。

また、**脂質を適度に摂取する**こともスムーズな排便には大切です。脂質（油脂類）は腸粘膜を刺激し、便がスムーズに排出されるようはたらきます。

そして水分を十分にとりましょう。水を飲む量が少なかったり、発汗が多かったりすると体内の水分が少なくなり、便が硬くなって、排出されにくくなります。**朝起きたときにコップ1杯の冷水や牛乳を飲む**と、腸が刺激されて排便が促されます。

食事の時間を規則正しくすることも1日の排便のリズムに大きな影響を与えます。規則正しい3度の食事は、消化管の運動と排便をスムーズにします。

下痢には水分と栄養の補給が不可欠

治療中には腸管の蠕動運動が高ぶったり、腸の粘膜がダメージを受けたりすることもあり、下痢を繰り返す場合もあります。水分を補給しながら、粘膜を再生するために栄養を確保しなければいけません。食事は回数や間食を増やして、ゆっくり食べましょう。

消化がゆっくりで、脂質や栄養素を多く含み、粘膜保護の助けになるのは牛乳・乳製品。冷たいものは刺激になるので、飲み物や食べ物は温めて食べましょう。香辛料、アルコール、カフェイン、果汁飲料はしばらく控えてください。

おかゆに温泉たまご（エネルギー源とタンパク源、主食）、白身魚のホイル蒸しや湯豆腐（タンパク源、主菜）、おろし大根、味噌汁やおろしリンゴ（副菜）を加えると食べやすい献立です。味噌汁の味噌は大豆が主成分ですから、タンパク質もとれます。

柔らかく煮込んだうどんに麩や豆腐、鶏肉、はんぺん、ゆで野菜などをくわえた煮込みうどんは栄養的にも◎です。

水分の補給には、ミネラルや糖分を含むスポーツドリンクを利用します。ただし、冷蔵庫で冷やさず、常温のまま少量ずつ飲みましょう。

口の中が痛いときの対処法

口内炎とは、粘膜炎だけでなく口の中のあらゆる場所に起こる炎症の総称です。病気の治療中では、こうした炎症が二次感染や全身感染につながり、合併症をまねくリスクになることがあります。すると本来の病気の治療が予定どおりできないこともあります。

たとえば口の中の雑菌で誤嚥性肺炎が起こると、抗がん剤の減少や中止、放射線治療の延期や中止となることもあるのです。

口内炎を悪化させず、回復するための食事を、無理せずとっていきましょう。

口内炎の痛みの程度は人それぞれで違います。ヨーグルトやバナナの酸味でも「しみる」と感じ、食べられない人もいます。水分の多いものやドレッシング類、冷たいものもしみやすいです。

熱いもの、冷たいものがしみる場合は、調理後に常温に戻してから食べましょう。

硬い食材は口の中で当たり、痛みを感じる人が多いので、ごはんが痛い場合はおかゆに。さらにおかゆを粗くミキサーにかける、またはゼリー状にするほうが食べやすくなる人もいます。お湯を入れるだけでおかゆになる粉末がドラッグストアなどの介護用品売り場で買えます。

プリンなど口の中で溶けないものはしみにくいこともあって食べやすく、ミルクゼリーやババロア、ムースなどはエネルギーが高いです。

スープや調理したものをペーストにして、ゼリーに固めるのも◎。**めんつゆはしみますが、そうめんとめんつゆを合わせてゼリーで固め、ひと口大に切ると食べやすくなります。**

病院では、とろみをつけたかに玉、あんかけ炒飯、とろろ蕎麦、くず餅、かぶら蒸しなどの料理が好評でした。一方、口の中に張りつきやすい、ジャガイモ、カボチャ、ホウレンソウはスープやポタージュにして、飲み込みやすくする工夫が必要です。

唾液の分泌をスイッチオンにする「昆布旨味水」のつくり方

くちびるが痛い人は、食べ物を口に運んだときに塩分や酸味が触れて痛むことがあります。味を薄くし、具材を小さくして食べやすくしましょう。

口腔内が乾燥して食べづらい人には、必ず汁物をつけます。口の中が乾いていると、口の中に甘味が残りやすいため、甘味の濃いものは避けます。

水分の多いおろし大根、とろろ芋、寒天寄せ、かき氷やゼリー類は食べやすいです。ミカン缶、リンゴ缶をそのまま冷凍してシャーベットにしたり、リンゴジュース、オレンジジュースを一度ゼリーにしてから冷凍するとおいしいです。

また、患者さんには、東北大学大学院歯学研究科の笹野高嗣教授が考案した「昆布旨味水」もお勧めしていました。

柑橘類などの酸味が唾液の分泌をすぐに促すのは知られていますが、乾いて荒れた口腔内には刺激が強すぎ、唾液量が一気に増えるものの、持続しません。しかし、昆布やカツオの旨味（グルタミン酸）は口当たりがマイルドで、唾液の分泌時間が長いのです。

しかも「昆布旨味水」は簡単につくれます。刻んだ昆布30gを水500㎖に1晩つけておくだけ（冷蔵庫で2日保存可）。口の渇きを感じたときに、口に含み、ゆすぐと、舌が旨味を感知して、**口の中の粘膜にある唾液腺の唾液分泌スイッチが入ります。**

治療中の栄養ケアのために知っておきたいこと

病気の「時期」と適切な栄養ケア

病気の診断が出て、治療が始まったら、3つの時期にわけて、それぞれの時期にふさわしい栄養ケアを受けるのが望ましいと思います。

最初の時期は**「積極的治療期」**です。

選んだ治療を完遂できるよう、体力・免疫力を維持するための栄養ケアを受ける時期。

不測の「食べられない」事態が起こるかもしれませんが、この時期は「食べたいものを食べたいときに食べればいい」タイミングではありません。病気を治し、もとの生活に戻るために、なるべく食べやすいように工夫をしながら、しっかり栄養をとりたい時期です。

そして退院したら、なるべく早急に体力を回復させるように工夫して食べましょう。

とくに1度目の入院は「人生のメンテナンスのための寄り道」です。

2度、3度と入院しないために、しっかり食べてください。そして、自分の生活習慣を振り返り、改善しましょう。

次の時期は**「慢性的療養期」**です。

再発や転移がわかり、治療が始まる段階。体力の衰えを感じながらも、「病気に対して自分ができること、別の治療方法がないか」と生に強い気持ちが出る人も多いでしょう。個々の体調に合わせた栄養ケアを受けるとともに、管理栄養士や看護師さんに率直な思いを伝え、相談しながら、いま掲げることができる「現実的な目標」をぜひ立ててみましょう。目標がもてた患者さんはたくましいです。前向きに治療やリハビリと向き合えます。

最後の時期は**「終末期」**と呼びます。

この時期は、「食べられない」状態になっても、それも自然です。積極的な栄養ケアは行わなくても、食の不安について、管理栄養士が引き続き相談にのることはできます。「食べたいものを食べたいときに食べればいい」タイミングで、患者さんがすこしでも口にした「最後のひと口」の思い出が、身近な人の大切な記憶となる場合が多いです。とはいえ周囲は、「食べたくない」というサインを受け止めることも大事です。ある段階から、栄養や水分が患者さんの負担になってしまうことが多いからです。**体が、栄養も水分も受けつけなくなるときがくる、**ということです。

老年医学の専門家は、「食事や水を絶って、排泄をして、まるで自らを浄化して亡くなるようだ」と話していました。

がんによって低栄養が起こりやすい、そのわけ

がんの治療中に起こるさまざまな「食べられない」は、心理的な食欲不振、副作用や術後の嚥下機能障害を原因として、低栄養（がん関連性低栄養）をまねきます。

さらにがんが進行すると、がん細胞から放出される物質の影響で全身のエネルギー代謝の障害が起こります。また、その物質には「エネルギー必要量を増大させる」性質もあり、「代謝異常」と「必要量の増大」が同時に起こることもあります。

すると体内にたくわえられている骨格を動かす筋肉（骨格筋）や脂肪をどんどん分解し

てエネルギーを産生しなければならない状態になってしまう。加えて、食欲不振で食べられないことによるエネルギー摂取量の減少も起こることが多いので、それらが複雑に絡み合った「体重減少」や、さらなる食欲不振、貧血、全身の衰弱などが見られる**「合併症による低栄養（がん誘発性低栄養）」**が生じてしまうのです。

これを**「悪液質」**と言い、体力と活動能力を奪う原因になってしまいます。

多くの場合、がん関連性低栄養が起こり、食事摂取量や体重が低下したまま病気が進行し、がん誘発性低栄養が合併していくことが多いです。

体重が低下し、たとえば支えがないと椅子から立ち上がれなくなるとか、肩甲骨の下あたりがつまめなくなっていたら、危険な状態です。栄養ケアを行っても、体の消耗が深刻で、追いつかない状況になってしまう。ですから、がんにおいては早期から栄養ケアが必要なのです。

「ペースト食」「胃ろう」を誤解しないで！

がんに限らず、病気のときは早期から治療と連携した栄養ケアが必要です。

そこで、栄養ケアと関係して誤解の多い「ペースト食」と「胃ろう」について、正しい知識をもっていただきたいと思います。

まず「ペースト食」について。これは病院や介護施設などで提供される食事の食形態の1つです。食べる機能が低下していたり、消化吸収能力が低下したりしている人にも、食べやすく、しっかり栄養をとってもらうために調整します。

ペースト食を見ると、その見た目で「どろどろでおいしそうじゃない」とか「離乳食みたい」などと思うかもしれません。

しかし、ペースト食は料理に合う出汁を加え、味も調整してつくる、手間のかかる料理で、決して「ミキサーで混ぜただけ」ではないので、実際はとてもおいしいものです。

患者さんのそのときの状態に最適な食事、負担なく栄養がとれる食事を形にしたものが、ペースト食やゼリー食なのです。

しっかり食べれば、それだけいつもの食事に戻れる日も近くなります。ぜひ味わって、おいしく召し上がってください。

次に「胃ろう」も、どうも誤解が払拭されません。一時期、不適切な利用がマスコミ報道でバッシングされたので、よく理解もせず、「胃ろうはいや」とかたくなな考えをもっている人もいるようです。

しかし胃ろうや経鼻栄養など「経管栄養」は、口から食べるのと同じで、腸をはたらかせる「経腸栄養」なので、腸管内で発達している免疫機能の低下を防ぐ、メリットのある栄養手段です。

口から食べるのが困難なとき、食べないままでは衰弱してしまうので、経管栄養をします。それで起きて食事する体力を回復し、同時に食べる意欲、食べる機能を回復させるケアをしていく。それが正しい利用法です。

マスコミ報道の直後は、「胃ろうはいやだが、経鼻なら」と言う人も多くいました。しかし、してみればわかりますが、鼻から胃までの管が入る経鼻栄養のほうが、胃ろうより違和感が強いです。

一方、胃ろうにすれば誤嚥性肺炎にならないというのも誤解。胃ろうにしても、経鼻でも、吐き気や嘔吐、胃からの逆流などがあれば、誤嚥性肺炎のリスクは同じです。

経管栄養をすすめられたら、主治医からメリットや期間、食べる機能の回復のためのケア、リスクなどをよく聞き、疑問点は質問をして、検討しましょう。

在宅療養中の栄養を守るためにできること

「食べられない」を見越した備え

最近は入院期間が短くなり、通院して治療する期間が長くなっています。入院中、食べることで問題がなかった人でも、在宅療養の中で悩みが生じる可能性は大いにあります。退院が決まったら、関係する医療・介護のスタッフが一堂に集まり、在宅での療養体制を相談する会議（退院前カンファレンス）があります。

その際、「食べることで困ったら誰に相談をしたらいい？」と疑問出しをして、つないでもらうか、せめて連絡先を教わっておきましょう。

闘病中の栄養ケアは本来、診断時から絶え間なく行われるのが理想的です。

みなさんは「暮らしの保健室」や「食支援」の存在をご存知でしょうか。

「暮らしの保健室」は、暮らしや健康上の困りごとを気軽に相談できる場として全国に広がっていて、管理栄養士が主宰したり、参加したりしている場では栄養の相談もできます。

私は都内2カ所（新宿区、江戸川区）の「暮らしの保健室」で食事会を開催していて、食事を召し上がっていただきながら、**体重が減ったときの食べ方、「食べられない」を解消する食べ方**などを学ぶ場として地域の方にご利用いただいています。

一方、「食支援」は医師や歯科医師、看護師、管理栄養士、言語聴覚士、理学療法士、介護職、福祉用具専門相談員などさまざまな医療・介護系の専門職が、職能や職場の垣根を越えて、地域で「食べる」を支える活動です。

口から食べる機能が衰えた人に、食べる機能の回復や、食べやすい環境づくり、食べやすい食事などについて相談にのり、支援します。全国的に広がりを見せている動きではありますが、それぞれが任意の活動ですし、活動内容もさまざまです。

私は新宿で活動する専門職の1人として、食支援という言葉の生みの親であり、訪問歯科診療のパイオニアである歯科医師の五島朋幸先生が主宰する「新宿食支援研究会」に参加しています。この会は、新宿に限らず、日本を「生涯、口から食べられる国にする」という目標を掲げて活動をしています。会には160名の専門職がいて、食支援に関するさまざまな情報を交換、連携して地域で活動することもあります。

また、一般の人に食支援について知っていただくイベントを開催したり、食べる機能を回復させるツールなどを開発したりしています。

読者のみなさんの周囲でも「暮らしの保健室」や、地域での「食支援」を掲げる任意団体が活動しているかもしれません。退院時にそうした具体的な情報が得られると心強いです。また、どなたでも、いざというときの備えとして、身近にどのような活動があるか、平時にリサーチしておくことは安心です。

療養、介護には「サポーター」を味方につけよう

在宅療養が決まったら、体調が悪くないときに、エネルギーの高いゼリー類やスポーツドリンク、乳飲料、タンパク質を補給するパウダーなどを、療養場所に近いドラッグストアやスーパーマーケットで見つけておくと備えになります。

介護用品売り場では、すでに食形態を調整した介護食も販売されています。

いつでも口にできるキャラメルや、栄養価の高い個包装のビスケット、シリアルバーなども準備するとよいものです。

自分で買い物に行けず誰かに頼むことを想定して、サポーターになってくれそうな家族や友人と、近所のスーパーや薬局、コンビニエンスストアに出かけ、経口栄養補助食品がどこにあるのかを見ておくことも役立ちます。

また、人でなくても、強力な助っ人となる存在もあります。

家庭で療養、介護をする人に向けて、インターネットで食形態の調整法や介護食レシピが公開されています。

療養、介護中の外食には、食材や食形態の相談などができる飲食店情報を集めたサイトも役立ちます。

- 嚥下調整食・介護食の支援サイト「食べるを支える」 https://shokushien.net
- 摂食嚥下関連医療資源マップ https://www.swallowing.link
- がん治療に役立つ食事の工夫「カマエイド」 https://kama-aid.com

ほかにも在宅療養中、役所や銀行へ行くなど生活上の外出がつらくなることがあると予想されるので、事情や体調を理解し、支えてくれる「サポーター」は心強い味方です。誰かにあらかじめ頼んでおけると安心です。

「調理できない」を見越した備え

さまざまな理由で調理ができなくなることは多いです。

先にも述べたとおり、食欲不振や味覚・嗅覚障害が原因のことが多いですが、それ以外にも次のような理由で、食事のしたくがつらくなることがあるのです。

副作用による手のしびれで物がもてない、感覚が鈍くなって包丁が使いづらい。ひどい手荒れで水が使えない。

体調のよいときや、サポーターの助けを借りて、利用しやすい食材の下処理をして、冷凍保存をしておきましょう。

ゆで野菜を小分けに。これはインスタントラーメンや味噌汁などに栄養アップで足します。総菜やレトルト食品を活用して、献立に野菜が足りないときは、冷凍野菜をバターソテーにしてプラスするのも◎。

肉団子やミニハンバーグ、ミニグラタンも便利です。たとえばミニハンバーグ（タンパク源）と冷凍小分けホウレンソウ（野菜）を冷凍パスタ（エネルギー源）に添える。肉団子（タンパク源）と餃子の皮（餃子の皮＝炭水化物ですから、エネルギー源）、冷凍小分けコマツナ（野菜）を中華スープに入れる。そんなふうに利用していきましょう。

こうしたごはんは、電子レンジと電子レンジ対応の容器の活躍で、あっという間に食卓が整います！

季節の野菜（ブロッコリー、ニンジン、カボチャ、大根、かぶ、サツマイモ、シイタケなど）を電子レンジで蒸して、ディップと食べるのもいいですね。ディップはマヨネーズに一味（七味唐辛子やアンチョビペースト、ケチャップ、ワサビなど）足せばできあがり！　魚介や肉類、ベーコン、市販のシューマイや餃子と一緒に電子レンジで調理して主菜にしても◎。

75ページでご紹介しているジューシーチキンと蒸し野菜を皿に盛り、カフェごはんふうのランチにするのもいいですね。

保温調理鍋や圧力鍋をもっていると、負担感が少なくカレーやシチュー、肉じゃがなど、煮込み料理ができます。鍋の中でも野菜類を潰せるハンドブレンダーも、もっていたら用立てましょう。野菜類を鍋で柔らかく煮て、ハンドブレンダーでポタージュに。

家族の食事の準備がつらいときは、素直に家族に伝え、頼りましょう。鍋物は材料をそろえれば、鍋1つで家族の料理ができあがり。野菜と肉、魚、大豆製品（豆腐、油揚げなど）と、主食としてシメのごはん、うどん、ラーメンを入れたら、栄養がそろう完全食になります。

出前を利用するときは、寿司などの生ものは避けましょう。体調に合わせ、油を多く使った中華やピザも食べる量を控えめに。

体力・筋力維持の運動と食事のタイミング

抗がん剤治療や放射線治療を行うと、体力の低下を感じるかもしれません。体力や筋力を維持していくには、軽い運動と食べるタイミングにコツがあります。

いつもより早歩きの散歩や掃除、階段上りなども十分な運動です。体を動かして、いつもよりちょっと多めの食事をとりましょう。

「多め」にするのは、エネルギー源とタンパク源。おにぎりと温泉たまご、サンドイッチ、たまごやハムがたっぷり入ったポテトサラダ、ロールパンと牛乳、ジュースとチーズなどを加えてください。

運動してから、食べるまでの時間が長いと、疲労が出てきて、食べられなくなることがあります。体を動かしたら直後に水分と、消費したエネルギーを補う補食をとりましょう。

食欲がなくいつもより食べる量が不足したら、栄養補助食品（ＯＮＳ）を活用しましょう。

主治医に「食べられない」「体重減少」を相談すれば、処方してもらえます。薬局で多くの選択肢から好みの味やタイプを相談して購入することもできます。

においや味が濃く、飲みにくい場合は、冷やす、インスタントコーヒーを溶かす、濃いめの紅茶で割る、牛乳で割るなどすると飲みやすくなります。工夫してみましょう。

１度に飲みきらなくても、冷蔵庫で保存して回数を分けて飲んでＯＫですが、冷凍してしまうと分離し味が変わってしまうので、冷凍は避けましょう。

薬ではないので、毎日決まった量を飲まなければならないと負担に思わないで、活動量が多かった日、食事量がいつもより少なかった日に加えていきましょう。

認知症の人の「食べる」の支え方

「賞味期限切れ食品」「焦げた鍋」「財布の小銭」が増えてきたら

認知症は「長生きをすれば誰もがなる可能性がある」と言われています。それだけに、人生100年時代には認知症について、正しく理解することが大切ですね。ご存知の人も、ちょっとおさらいのつもりでお読みください。

まず、認知症とは「認知機能が低下すること」とイコールではありません。

認知機能を低下させる病気は、アルツハイマー病やレビー小体病、脳卒中など「脳細胞が死んでしまう病気」のほか、正常圧水頭症やビタミンB_1、B_{12}欠乏症、甲状腺機能低下症など脳細胞の死滅が起こらないものもあります。

脳細胞の死滅が起こらない病気の場合は、その病気を治療すれば認知機能は回復します。

ですから「認知機能の低下」を「認知症」と混同しないために、正しい知識をもっていることが大事です。

では、認知症とは何でしょう？　**認知症の定義は「一度正常に発達した認知機能が、なんらかの理由により持続的に低下し、生活に障害が生じた状態」です。**

つまり認知機能が低下しても、周囲のサポートや適切な介護によって生活が無事に営まれ、ご本人も安心して過ごしていられたら「認知症」ではないわけです。

もちろんそれは容易なことではありませんが、だからこそ日々、おいしく食べ続けることも、認知症を遠ざけるためにとても大切な営みだと言えると思います。

一方で、親など身近な高齢者の食生活を見守っていて、認知症に気づくことも多いようです。「冷蔵庫に同じ食品がたくさん入っている」「賞味期限の切れた品が増えた」「こがした鍋がいくつもある」「料理をしなくなった」「毎日の買い物でお札ばかり使い、小銭でお財布がパンパンになっている」。

そのような気づきがあったら、認知症の医療や介護とつながり、お年寄りの生活の安全を考えるタイミングです。

私は大妻女子大学で教鞭をとるようになってから10年間、新宿の戸山団地の中にある「暮らしの保健室」で給食を続けています。

住民の高齢化率が50%を上回る団地なので、お食事に来る人のほとんどが要介護認定を受けていて、認知機能が低下している人も多く見えます。

しかし、その場の食事で、何か問題が起こるようなことはこれまでありませんでしたし、この食事会以外の高齢者との交流でも、私は「食べる」を忘れてしまった人には会ったことがありません。

私は、ちょっとした下ごしらえや配膳などを手伝ってもらい、一緒にごはんを食べ、おしゃべりをしていて、認知症の人が生気を取り戻す場面に多く立ち会っています。ヘルパーさんに抱えられるようにして来た人も、食事のひとときの交流でよみがえることがあり、何度も感動しました。

生活介護をしているわけではないので、比較的、問題の生じない場面に遭遇してきたのだとは思いますが、認知症によって人が変わってしまうわけではないと感じているのです。「年をとれば誰でもなる」に納得しますし、穏やかに過ごせるかどうかは、ケアや環境によるところが大きいと思っています。

これから認知症の人がますます増えるのは間違いがありません。社会の成熟度によって、その多数の高齢者の幸、不幸が左右されると思います。お題目ではなく、「認知症の人にとって安心して暮らせる社会」をつくることが急がれます。

認知症の方の食事を介助する場面では、「食べられない」のほか「食事を中断する」「食べてはいけないものを食べようとする」「皿をなめる」など食行動の問題に向き合うことになります。そんな中で、工夫できる点もあります。旬の食材や色のはっきりした料理、たとえば、ナスの紫が照るように油で揚げる調理などは食が進みます。

情報量が多く食事の認識ができない方には、皿数を減らしたり、丼物にしたりします。料理好きだった方には、料理方法や食材について詳細を説明します。互いの信頼関係によって食事は楽しく、明るく進み、「美味しい」という言葉を聞くことができます。

介護が家族だけの負担とならないこと、認知症の人が安心して人と交われる機会、おいしく食べ、おしゃべりできる機会が増えること。小さな取り組みが、たくさん必要なのだと思います。そのような支援を私も続けていきたいです。

おわりに

最後までお読みいただき、ありがとうございました。

みなさんがすこやかに天寿をまっとうするために、100年栄養をかなえていただくために、人生のさまざまなタイミングでお役立ていただけたら、なによりうれしく思います。

医療の中で、「栄養管理」はやや異端なケアです。

なぜなら医療は科学的根拠を第一に物事を考え、「死なせない」ことを最優先します。

しかし栄養管理は、病気でないときから、病中、病後までずっと続くものです。

食べられなかった人が、食べられるようになる「きっかけ食」について本文で述べましたが、このような事実を、科学的根拠を示して説明するのは難しい。

「食べる」は生涯続く、人を「生かすもの」だから、科学で説明できないことが起こるのだと思います。

ある意味、ミラクル（奇跡）です。

そこが医療の中で異端だという理由です。もちろん科学的根拠に基づく栄養療法もありますが、同時に科学だけでは説明できない栄養もあり続けると思います。そして、セルフケアでは科学に基づく療法より、「私にとっておいしい」という選択のほうが、実行しやすいかもしれません。

「私にとっておいしい」を選択する、よい方法があります。「物語を語れるごはん」の回数を増やすことです。

人は食べ物や食事のバランスのよさを評価して「おいしい」と表現しますが、こうした一般的な評価とは別の、とても個人的な「物語」が「おいしい」を決定づけることもよくあります。

その人にとっての「おいしい」のスペシャル体験で、味より、食感より、情報より大事で勝ることも多いです。

そのような食事とは、たとえば運動会のお弁当に入っていた母のいなり寿司、タコウインナー、鶏の唐揚げ。休みの日の父の味。誕生日の定番の料理。祖母の郷土料理。はじめて調理して喜んでもらったカレー。芋掘り遠足から帰って食べた焼き芋、等々。

いくつになっても笑顔で話せる、食にまつわる「物語」がある食べ物、食事。

それは主観的で、個別性のあることです。こうした「物語が語れるごはん」のすごいところは、管理栄養士も白旗を揚げそうになるほど手強い食欲不振も一瞬にして砕くパワーがあるところです。

まさに「きっかけ食」にもなり得るもので、普段でも生気をよみがえらせるごはんです。

私たちは、まず何か食べなければどんな栄養にもならないので、いつでも無条件に食べられる「物語が語れるごはん」は言わば最強のごはんですね。

栄養云々以前に、口にして、飲み下さなければ始まらない。だから「食べられない」が増える人生の後半にはぜひ「物語が語れるごはん」を増やしていただきたいと願います。

子どものころや青春時代を振り返ってみましょう。「物語が語れるごはん」がまだまだ埋もれているのではないでしょうか。それ、掘り起こしましょう！

初デートで何を食べましたか？　初任給で何かご馳走を買って帰りませんでしたか？

母の日に、食事に行きませんでしたか？　思い出して、ぜひ食べましょう。

それから、新たな「物語が語れるごはん」も食べていきましょう。ちょっと前、最近、誰と何を食べたとき、おいしいと思いましたか？　これから誰と何を食べたら、おいしいでしょうか？

これからどんな物語が生まれるかを楽しみに、食べていきましょう。

最後に、私が食べることの大切さをお伝えし、食べることを支えていきたいと思う基盤となっている両親のエピソードを紹介させてください。

母は子どもの私の性分を心眼で見抜いて「おまえは食べる口」と言い、図らずも栄養を学ぶように導いてくれました。

子どもの私はテレビで料理番組を見て、ハンバーグをつくってみたくなり、豆を挽く石臼で当時貴重だった肉を挽いて、失敗したのです。島根の山里では「ひき肉」など売っている店はなく、つくってみたいと思い、家にあった道具で実験したわけです。母は呆れながら、「食べる口だね」と笑っていました。食べることをして生きていく、という意味だったと思います。そのとおりになりました。

父は農業学校を出ていて、林業にも従事し、和牛の種牛を育てること、仁多米をつくっていることを誇りにしていました。私が島根大学医学部附属病院に勤務していたころ、山で木の伐採をしていてけがをして運ばれてきたことがありました。

血だらけの顔に包帯をして、迎えた私に「申し訳ない。五体満足な体に産んでもらって、そのまま墓までもっていけなくて、すまない」と繰り返しました。その言葉に、病院管理栄養士として「人が最期のときまで元気に生き抜くための、〝食べる〟を支える」使命感で心がふるえました。

父は「認知機能が低下した母さんのために早く元気になって帰る」を志して、病院の食事を「おいしい、ありがたい」と完食してくれ、回復しました。食べられる食事がたとえペースト食であっても、主食と主菜がそろえば食事で、栄養になる。父はそれをわかってくれていました。

しかし数年後、すい臓がんで余命1カ月と診断され、入院した自宅近くの病院ではほとんど食事をとらず、亡くなりました。

食欲がない父に配慮されたメニューは、食べやすいゼリーや果物、栄養剤で、お膳を見た父は「僕はもう、ごはんを出してもらえないですか。これでは食べられんけん」と言って、食べること、生きることを断念しました。父が描く食事は、主食、主菜、副菜と汁物でした。この体験は、私に「食べることを支える」使命感を新たにさせました。

私はこの人生の最期のときまで、誰かの「おいしく食べる」を支えたいと思います。医療や介護の中で軽んじられている「食べる喜び」の大切さを訴え、行動を続けます。

そんな使命感の種を私にくれた両親のもとに生まれ、育ったことを本当にありがたく思います。私自身、今後もしっかり食べ、健康でいます。

みなさまの食生活が生涯にわたり「おいしい」連続でありますように。

2023年12月

川口美喜子

川口美喜子（かわぐち・みきこ）

医学博士。大妻女子大学家政学部教授、管理栄養士。専門は「病態栄養学」「がん病態栄養」「スポーツ栄養」。島根大学医学部附属病院で栄養管理室長を務め、NST（栄養サポートチーム）を立ち上げるなど、〝食事をとおした治療〟に積極的に参加。現在は、大学で後進を育てながら、地域医療のパイオニアである「暮らしの保健室」（東京新宿区・江戸川区）や、がん患者とその家族が訪れる「マギーズ東京」（東京豊洲）などにて、栄養指導、栄養ケアを行う。病気や日々の暮らしに問題を抱える多くの人のために、卓越した栄養学の知識を具体的な食事に落とし込んで支援している。著書に『老後と介護を劇的に変える食事術』（晶文社）など。

１００年栄養

2024年1月25日　初版発行
2024年4月10日　第3刷発行

著　者　川口美喜子
発行人　黒川精一
発行所　株式会社サンマーク出版
〒169-0074
東京都新宿区北新宿2-21-1
電話　03-5348-7800
印　刷　三松堂株式会社
製　本　株式会社村上製本所

ISBN978-4-7631-4099-9　C0047
ホームページ　https://www.sunmark.co.jp